979 1188053643

JN432587

## 시작하며

안녕하세요. 정이안한의원 원장 정이안입니다.

실제 나이보다 젊어 보인다는 표현은 최고의 칭찬입니다. 그만큼 젊고 아름다운 얼굴을 만들기 위해 노력하는 사람이 많지요. 《기적의 1분 동안 만들기 달력》은 얼굴 표정근, 그리고 동안과 관련되는 여러 근육의 긴장은 풀어주고 탄력은 회복하도록 얼굴, 목 등의 운동법을 소개한 책입니다. 매일매일 1분씩 꾸준히 투자하면 누구나 건강한 동안이 될 수 있습니다.

얼굴은 스스로 깨닫지 못하는 사이 자주 짓는 표정 때문에 생긴 주름, 나이가 들면서 중력에 의해 아래로 늘어지는 얇은 피부 등으로 인해 실제보다 나이가 더 들어 보입니다. 따라서 관리하지 않으면 얼굴은 다른 신체 부위보다 빨리 늙어버릴 수도 있습니다.

이 책에 나오는 트레이닝 방법대로 따라 하다 보면, 얼굴이 점점 젊어지고 표정도 무척 밝아지게 됩니다. 얼굴이 젊어지면 몸도 마음도 따라가게 되어 있지요. 운동으로 조금씩 더 젊어지는 자신을 만나게 될 것입니다!

---

** 얼굴은 어깨, 척추의 경직, 림프순환 상태에 쉽게 영향을 받습니다. 그러니 얼굴 근육만 풀어준다고 동안이 되진 않습니다. 처음에는 얼굴 국소 부위의 근육을 풀어주는 것으로 시작해 점차 두피, 목덜미, 겨드랑이, 어깨, 팔, 전신으로 운동 범위를 넓혀가야 합니다. 그래서 이 책에는 상체를 먼저 유연하게 한 후 팔다리를 떠는 모세혈관 순환운동까지로 구성되어 있습니다. 얼굴만 주무른다고 동안이 되지는 않습니다. 혈액순환, 림프순환 운동이 동반되어야 더 젊고 화사한 얼굴을 유지할 수 있습니다.

## 얼굴이 작아지고 동안이 되는 얼굴 경혈 포인트 3초 지압법

검지와 중지로 경혈 포인트를 3초간 지그시 눌러주세요.

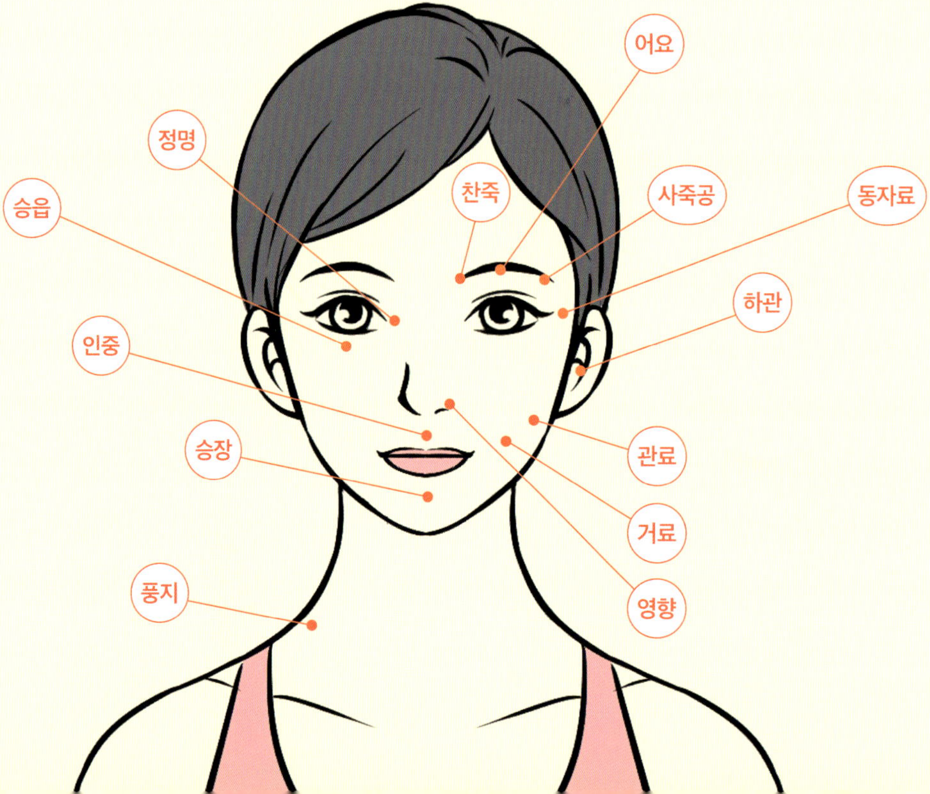

# 하루 1장씩 동안 만들기 달력 사용법

**Step 1** ······· 매달, 오늘 날짜가 적혀 있는 페이지를 찾아 연다.

**Step 2** ······· '트레이닝 방법'을 순서대로 따라 한다.

**Step 3** ······· '얼굴이 작아지고 동안이 되는 얼굴 경혈 포인트 3초 지압'을 실시한다.

**Step 4** ······· 동안 만들기와 관련한 음식 정보(짝수 페이지)를 참고한다.

**주의할 점**

매일매일, 시간 상관없이 언제 어디서나 운동하세요. 최소 3개월 이상은 지속해야 효과가 나타납니다. 모든 트레이닝 방법은 굳어 있는 얼굴 표정근의 긴장은 풀고, 탄력은 회복하도록 구성되었습니다. 매일 꾸준히 하는 것이 중요하지만, 운동 중에 불편한 점이 있을 때는 중단하고 전문의와 상의하세요.

# 사용 설명서

하루 1장씩, 매일! 오늘 날짜가 적혀 있는 페이지 열기

매달마다 동안 만들기 트레이닝을 했는지 체크해보자

'트레이닝 방법'을 먼저 읽고 따라 해보자

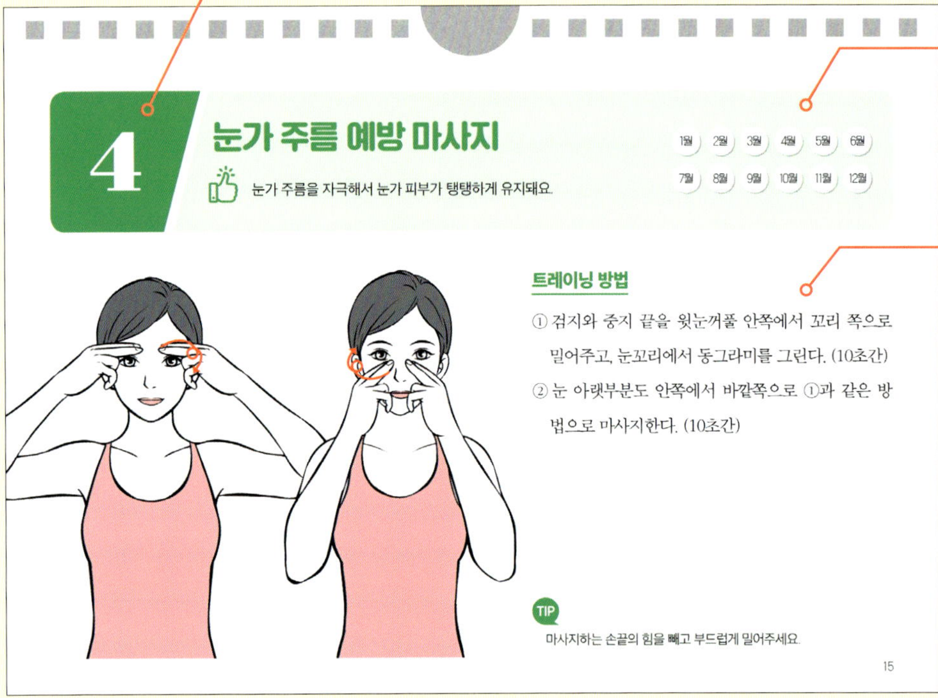

4

눈가 주름 예방 마사지

눈가 주름을 자극해서 눈가 피부가 탱탱하게 유지돼요.

1월 2월 3월 4월 5월 6월
7월 8월 9월 10월 11월 12월

트레이닝 방법

① 검지와 중지 끝을 윗눈꺼풀 안쪽에서 꼬리 쪽으로 밀어주고, 눈꼬리에서 동그라미를 그린다. (10초간)

② 눈 아랫부분도 안쪽에서 바깥쪽으로 ①과 같은 방법으로 마사지한다. (10초간)

TIP

마사지하는 손끝의 힘을 빼고 부드럽게 밀어주세요.

15

# 얼굴 노화 체크하기

| | 약간 그렇다 (1점) | 눈에 띄게 그렇다 (3점) | 심하게 그렇다 (5점) |
|---|---|---|---|
| 눈가 윗눈꺼풀 처짐 | | | |
| 눈가 아랫눈꺼풀 처짐 | | | |
| 눈가 주름 | | | |
| 미간 주름 | | | |
| 팔자 주름 | | | |
| 목주름 | | | |
| 입술 주위 주름 | | | |
| 입가 주름 | | | |

**5~10점** 얼굴 노화가 진행되기 시작했다.

**11~24점** 얼굴 노화가 상당히 진행된 상태다.

**25~40점** 얼굴 노화가 뚜렷하게 진행된 상태다.

# 피부 노화 체크하기

- ☐ **얼굴이 수시로 당긴다** : 피부의 유분 보호막이 얇아진 증거다.
- ☐ **얼굴이 푸석하고 칙칙하다** : 피부 재생력이 떨어지고, 각질제거 주기가 길어졌기 때문이다.
- ☐ **얼굴이 잘 붓는다** : 피부 회복력이 떨어진 증거이며, 피부 처짐, 팔자 주름, 심술 주름의 원인이 된다.
- ☐ **얼굴 모공이 커지고 두드러져 보인다** : 피부 탄성도가 떨어져 모공이 늘어났기 때문이다.
- ☐ **표정과 상관없이 가만히 있어도 주름이 눈에 띈다** : 눈가, 입가, 목의 미세한 주름과 표정 주름이 굵은 주름으로 변하면 피부 노화에 가속도가 붙은 것이다.

**한 가지 정도 체크되었다면 피부 노화가 시작된 것이다.**
**세 가지 이상 체크되었다면 피부 노화가 상당히 진행된 것이다.**
**다섯 가지 모두 체크되었다면 피부 노화가 심각한 수준이다.**

## 얼굴 셀룰라이트 체크하기

근육을 사용하지 않으면 셀룰라이트가 쌓여 건강한 피부를 유지할 수 없고 나이가 들어 보이게 된다.

얼굴 셀룰라이트는 주로 광대뼈, 팔자 주름, 턱 라인에 쌓여 얼굴선을 무너지게 만든다.

*** 광대뼈 셀룰라이트**

- 코와 귀 사이의 볼이 처졌다.
- 눈 아래 볼살이 아래로 늘어졌다.

*** 팔자 주름 셀룰라이트**

- 팔자 주름이 깊다.

*** 턱 셀룰라이트**

- 이중턱이다.
- 턱 라인이 늘어졌다.
- 목주름이 많은 편이다.

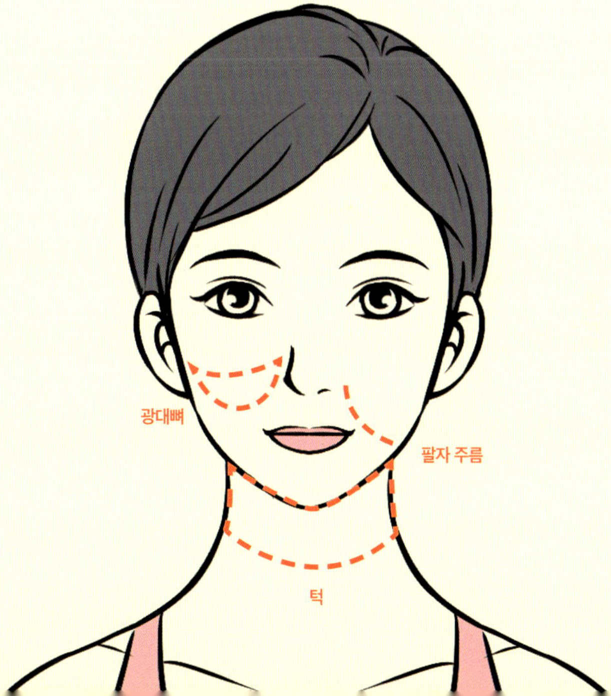

# 차례

# 1 눈 크게 뜨고 천장 노려보기

눈가 주변의 피부가 탱탱해지며, 눈이 생기 있고 커 보여요.
특히 눈 처짐을 개선해줘요.

1월 2월 3월 4월 5월 6월
7월 8월 9월 10월 11월 12월

## 트레이닝 방법

① 눈에 힘을 주고 정면을 바라본다.

② 눈동자만 움직여 45도 위쪽을 노려보면서 20초간 유지한다.

③ 다시 정면을 바라보았다가, '45도 위쪽 노려보기'를 3회 반복한다.

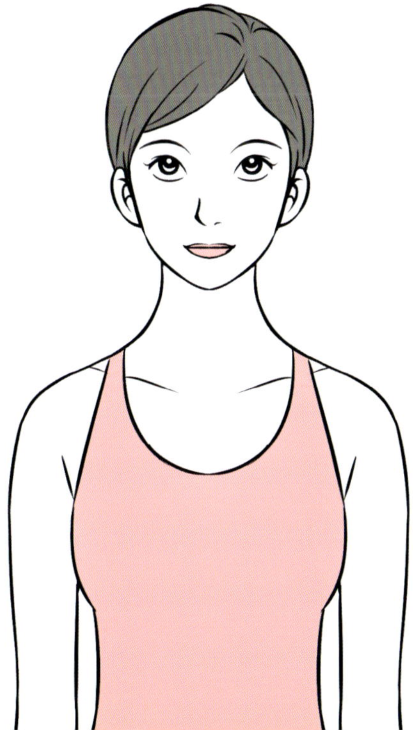

TIP

얼굴은 고정한 채로 눈동자만 움직이세요. 이때 눈은 깜박여도 괜찮아요.

## 구기자

구기자 열매는 천연 항산화제가 풍부할 뿐 아니라, 비타민 A, B1, B2, C를 다량 함유하고 있어서 피부 탄력을 좋게 한다. 또한 인지력을 개선시켜 치매 예방 등 뇌 건강에도 도움을 준다. 열매에 물을 붓고 끓여 약차로 마시면 좋다.

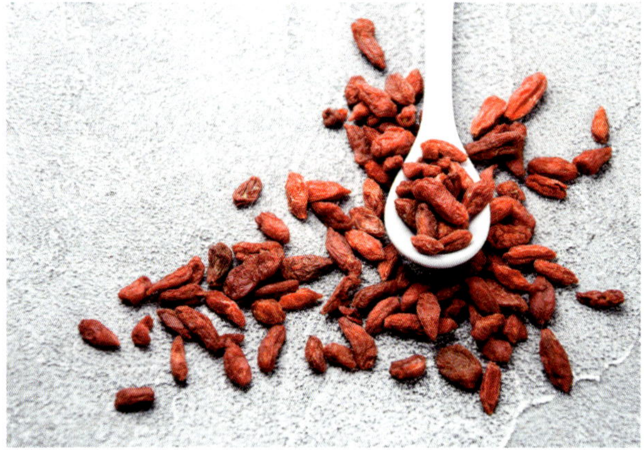

# 2 눈가 주름 예방 지압

눈 주위 혈액순환이 좋아져 눈가 피부가 탱탱해질 뿐 아니라 시력 회복에도 도움을 줘요.

1월 2월 3월 4월 5월 6월
7월 8월 9월 10월 11월 12월

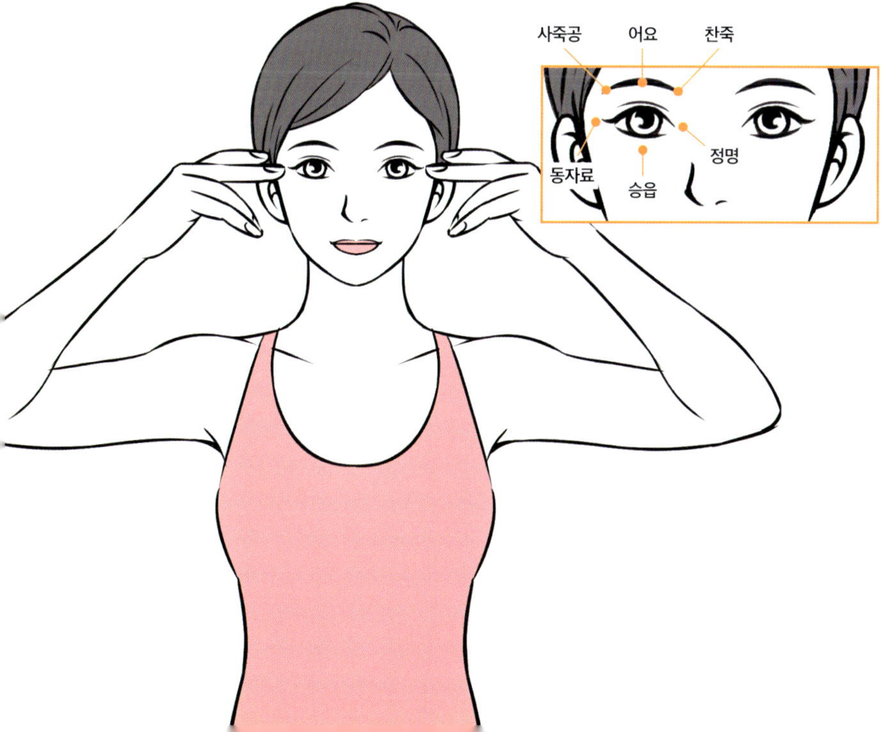


## 트레이닝 방법

양손의 가운뎃손가락 끝으로 두 눈의 경혈(찬죽 → 어요 → 사죽공, 정명 → 승읍 → 동자료)을 한 포인트씩 누른다. 이때 경혈 포인트를 10초간 누르고, 그다음 포인트로 이동한다.

**TIP**

양쪽을 동시에 지압하고, 손톱 끝이 아니라 지복(손가락 끝의 도톰한 살)으로 지그시 꾹 누르세요. 이때 눈은 감아도 되고, 뜨고 있어도 돼요.

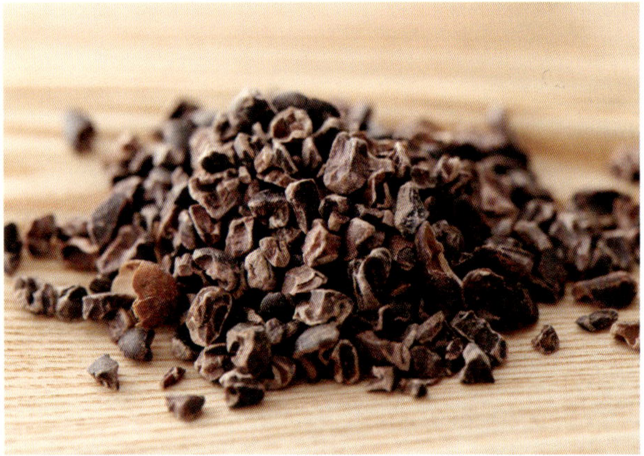

## 카카오닙스

카카오닙스에는 항산화 성분인 폴리페놀이 풍부해 체내 활성 산소를 인체에 무해한 물질로 바꿔준다. 또한 카테킨 성분도 다량 함유되어 있어, 혈관 속에 쌓인 유해한 지방을 분해해서 혈액순환 장애를 예방해준다. 티스푼으로 하루 두세 숟가락 섭취하면 좋다.

# 3 손 비벼 눈에 대기

눈의 피로와 긴장을 풀어주고, 안구 주위의 혈액순환을 도와줘요.

1월 2월 3월 4월 5월 6월
7월 8월 9월 10월 11월 12월

## 트레이닝 방법

① 양 손바닥을 10초간 비벼서 열이 나게 한다.

② 따뜻해진 손바닥을 눈에 지그시 대고 10초간 유지한다.

③ 이 동작을 3회 반복한다.

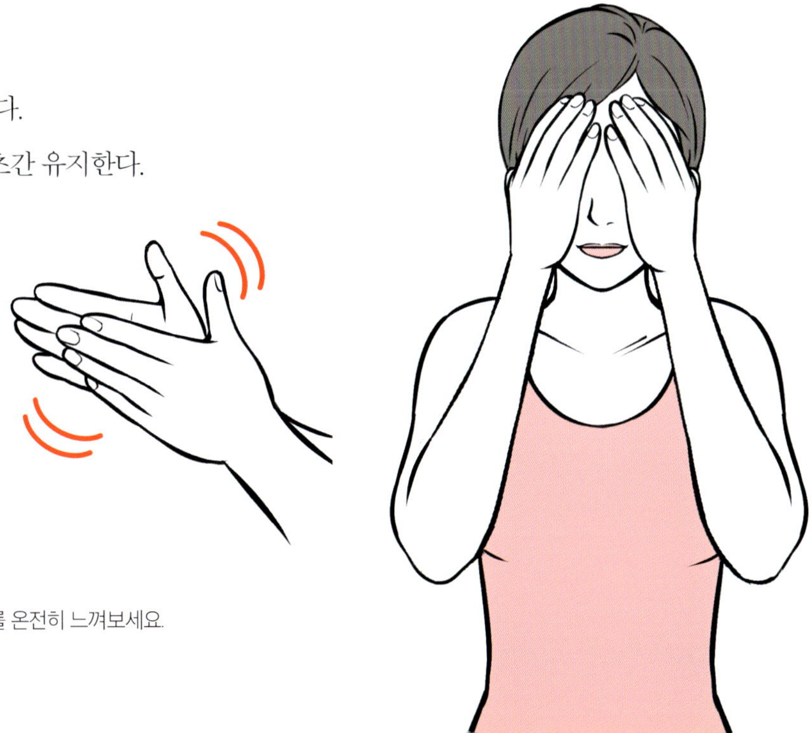

TIP

손바닥으로 눈꺼풀을 덮을 때 눈은 감고, 손바닥의 온기를 온전히 느껴보세요.

## 블루베리

블루베리의 검푸른색을 구성하는 안토시아닌 성분은 대표적인 항산화 물질로, 활성 산소 축적을 막아 눈 건강은 물론 뇌 건강, 노화 방지, 피부 건강에 탁월한 효과가 있다. 블루베리는 믹서에 얼음과 함께 갈아 주스로 마셔도 되고, 물을 넣고 끓여 약차로 마셔도 좋다.

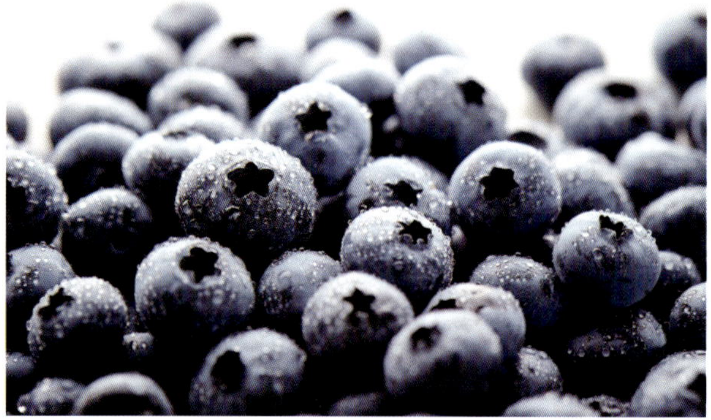

# 4 눈가 주름 예방 마사지

눈가 주름을 자극해서 눈가 피부가 탱탱하게 유지돼요.

1월 2월 3월 4월 5월 6월
7월 8월 9월 10월 11월 12월

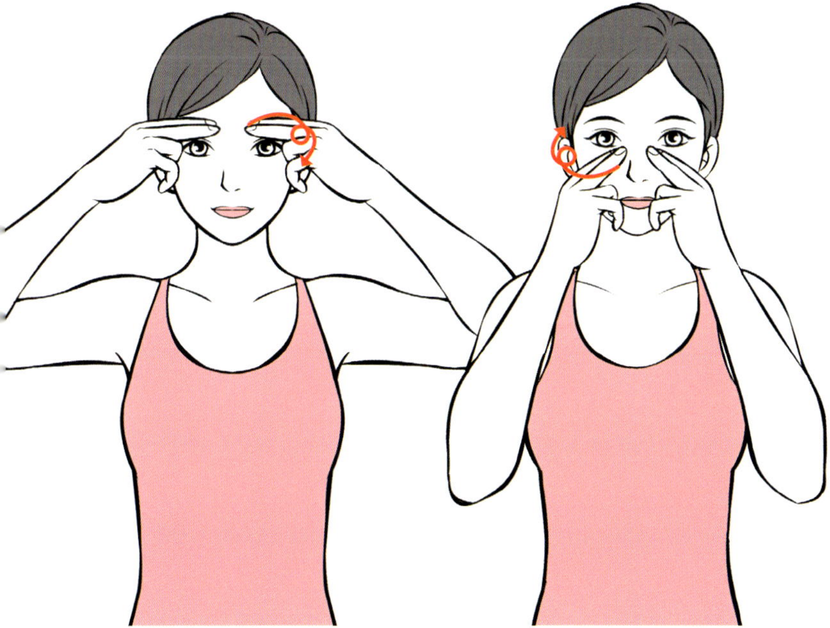

## 트레이닝 방법

① 검지와 중지 끝을 윗눈꺼풀 안쪽에서 꼬리 쪽으로 밀어주고, 눈꼬리에서 동그라미를 그린다. (10초간)

② 눈 아랫부분도 안쪽에서 바깥쪽으로 ①과 같은 방법으로 마사지한다. (10초간)

**TIP**

마사지하는 손끝의 힘을 빼고 부드럽게 밀어주세요.

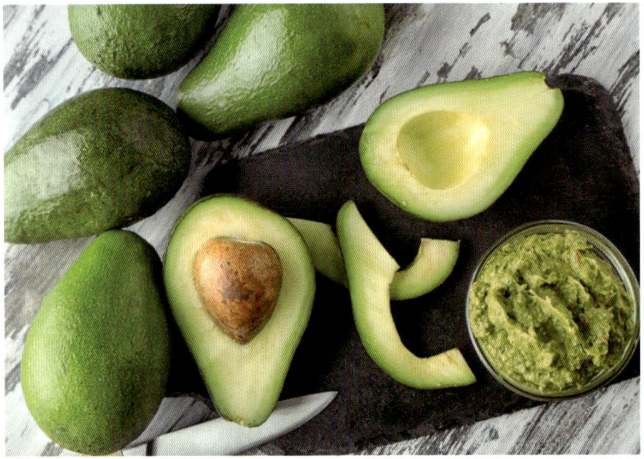

## 아보카도

단백질 함량이 높은 과일로, 여덟 가지 아미노산과 스무 가지의 비타민, 미네랄이 함유되어 있어 피부 건강에 좋다. 특히 아보카도 오일은 불포화지방산이 풍부해 혈관 건강에도 도움을 준다. 또한 채소에 풍부한 베타카로틴의 흡수를 높여주므로 샐러드로 만들어 먹으으면 효과가 배가 된다.

# 5 눈매 어려 보이는 자세 교정

1월 2월 3월 4월 5월 6월
7월 8월 9월 10월 11월 12월

거북목이 교정되며, 목덜미 - 정수리 - 이마 - 눈썹으로 이어지는
두피 근육이 스트레칭되어 눈매가 고와져요.

## 트레이닝 방법

① 바른 자세로 앉아 손끝으로 턱을 지그시 눌러 10초간 유지한다.

② 목덜미와 뒷머리가 편안히 늘어남을 느낀 후 손을 뗀다.

③ 이 동작을 6회 반복한다.

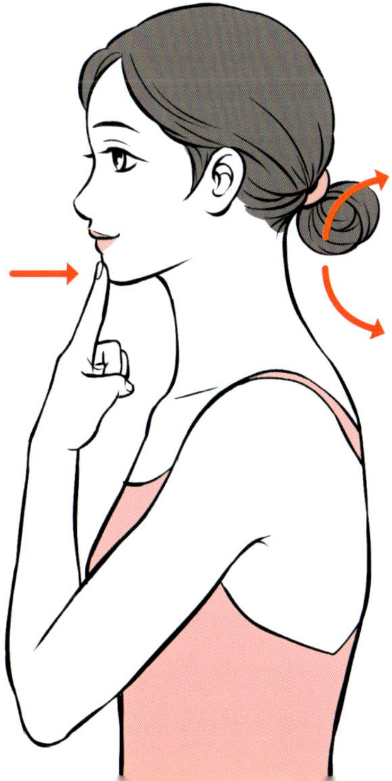

**TIP**

턱을 지그시 누를 때, 옆에서 봤을 때 귀의 위치가
어깨선까지 밀리도록 뒤로 밀면서 눌러주세요.

## 연어

연어에는 '항산화 비타민'으로 통하는 비타민 E, 두뇌 활동을 돕는 DHA, 혈중 콜레스테롤을 낮춰주는 EPA가 풍부해서 뇌 건강에 도움을 주고, 심장병과 동맥경화를 예방하는 데 효과적이다. 또한 불포화 지방산인 오메가 3가 함유되어 있어 혈액순환에도 좋다.

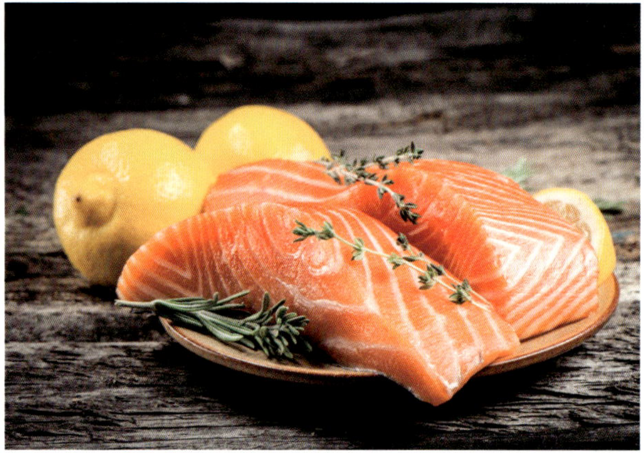

# 6 눈동자 돌리기 체조

안구 주위 근육의 피로가 풀리고, 눈이 맑아지며,
눈 주위 주름 개선에 도움을 줘요.

1월 2월 3월 4월 5월 6월
7월 8월 9월 10월 11월 12월

## 트레이닝 방법

① 두 눈을 감고 셋을 센 후 눈을 뜨고, 시계 방향으로 눈동자를 크게 천천히 돌린다. (3회 반복)

② 다시 두 눈을 감고 셋을 센 후 눈을 뜨고, 시계 반대 방향으로 눈동자를 크게 천천히 돌린다. (3회 반복)

③ ①, ②의 동작을 2회 반복한다.

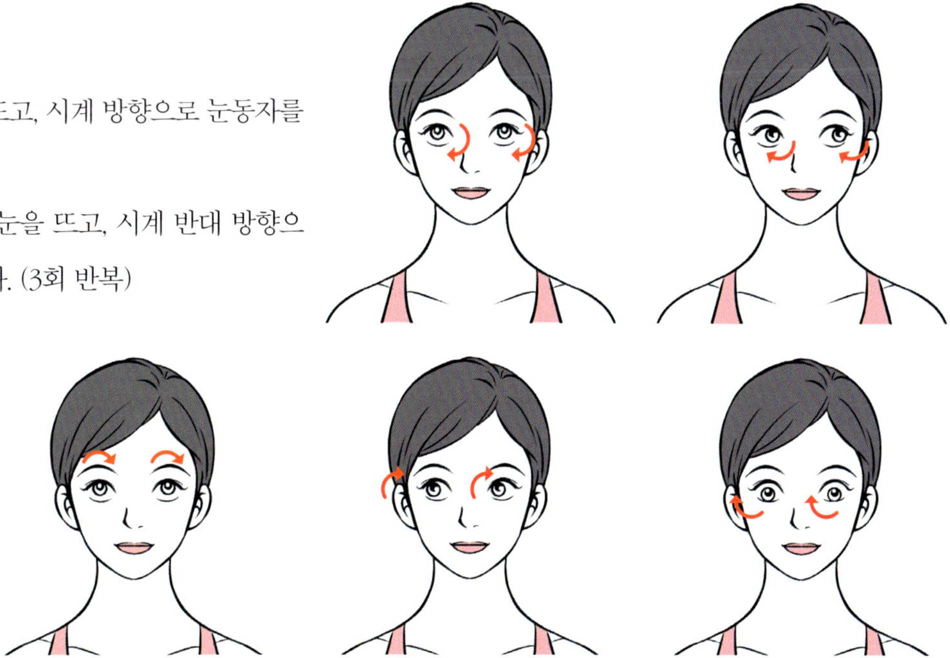

**TIP**

눈을 최대한 크게 뜨고, 눈동자를
아주 느린 속도로 돌려요.

## 오미자

오미자의 주요 성분은 천연 에스트로겐 리그난의 구성 물질인 '시잔드린'이다. 시잔드린은 항산화 효과가 뛰어나 염증을 억제하고 면역력을 향상시키는 데 효능이 있다. 또 오미자는 베타카로틴이 풍부하고, 필수아미노산을 고루 함유하고 있어 항산화 효과가 뛰어나다. 오미자를 차로 끓여 하루 한두 잔 마시면 좋다.

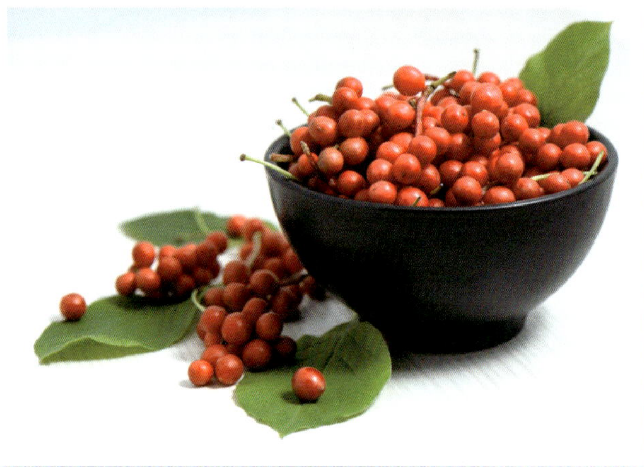

# 7 선한 눈매 만드는 두피 마사지

두피 마사지를 통해 딱딱하게 긴장된 두피 근육을 풀어주면
얼굴 근육이 부드러워지고 눈매도 선해져요.

1월 2월 3월 4월 5월 6월
7월 8월 9월 10월 11월 12월

## 트레이닝 방법

① 양 손가락을 세워서 오른손을 오른쪽 머리에, 왼손은 왼쪽 머리에 밀착시켜 천천히 꾹 누른다.

② 꾹 누른 상태에서 두피를 움직인다는 느낌으로 원을 그린다.

③ 정수리 부분부터 옆머리, 뒷머리까지 골고루 마사지해준다.

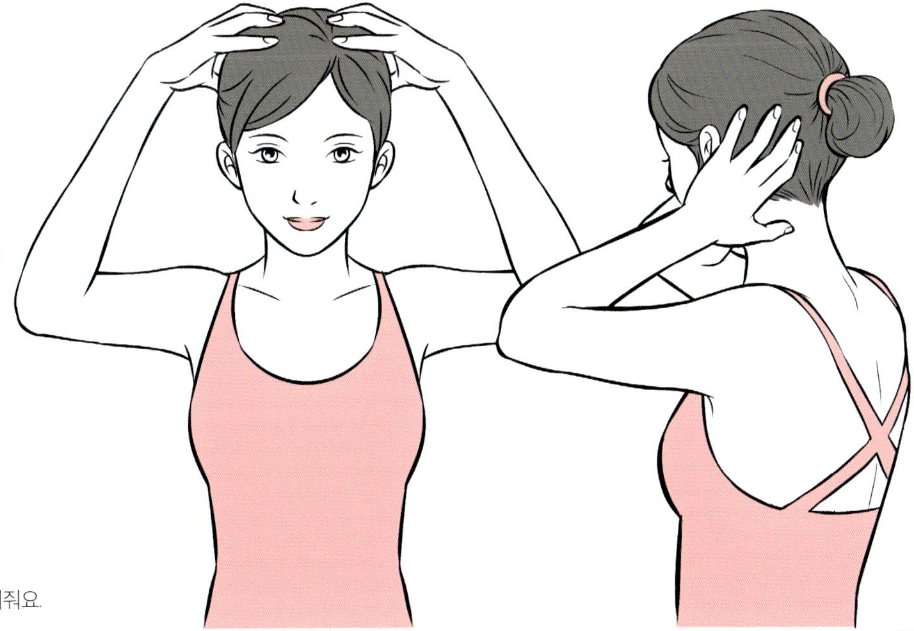

**TIP**

지복(손가락 끝의 도톰한 살)을 사용해 두피를 눌러줘요.

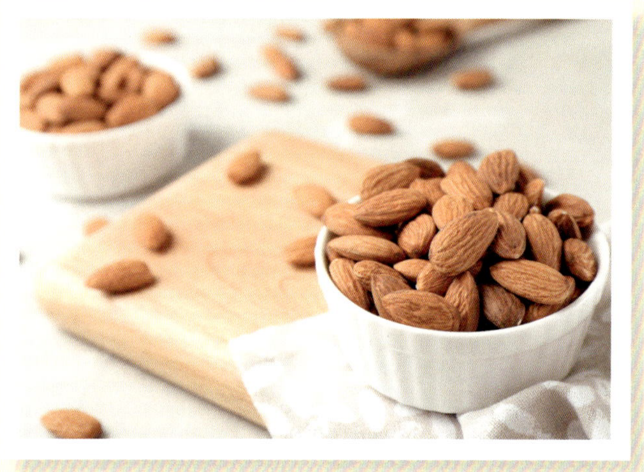

## 아몬드

아몬드는 비타민 E가 한 줌(30g, 약 23알) 기준 하루 권장량의 약 73%나 함유되어 있다. 비타민 E는 활성 산소를 제거하는 항산화 작용이 탁월하고 노화 방지에도 효과가 있어 생기 있는 피부와 건강한 몸을 위한 필수 영양소다.

# 8 이마 마사지

이마와 눈가의 혈액순환이 좋아져서 주름 예방에 효과적이에요.

1월 2월 3월 4월 5월 6월
7월 8월 9월 10월 11월 12월

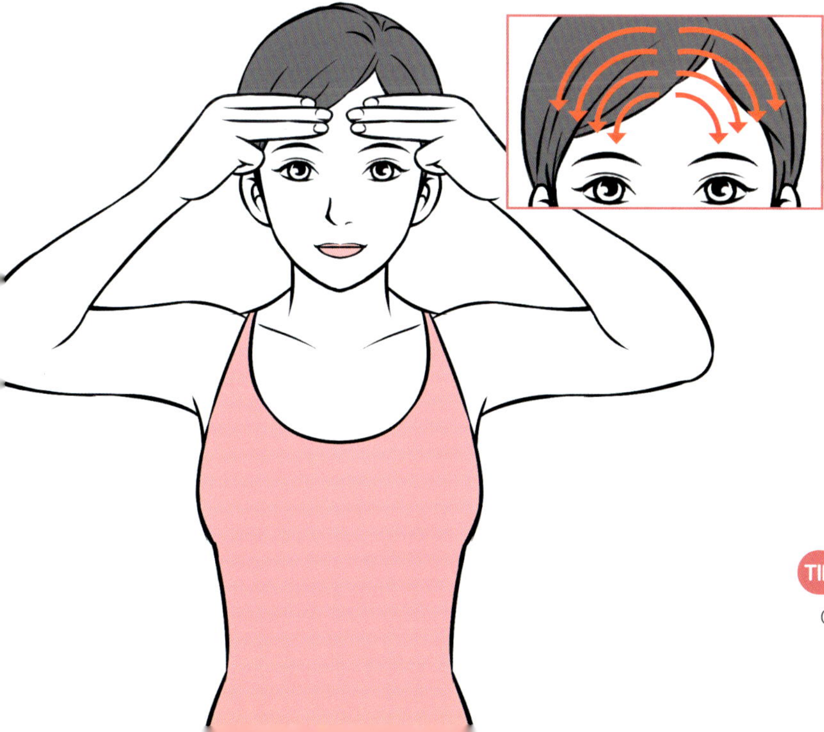

## 트레이닝 방법

① 양 손가락 3개를 붙여 이마 위에 마주 댄다.

② 양 손가락 3개를 이마 중앙에서부터 관자놀이까지 천천히 쓸어준 후, 관자놀이에서 원을 그리며 문지른다.

③ 이 동작을 6회 반복한다.

**TIP**

이마 위쪽부터 눈썹 위까지 조금씩 위치를 바꾸면서 마사지해요.

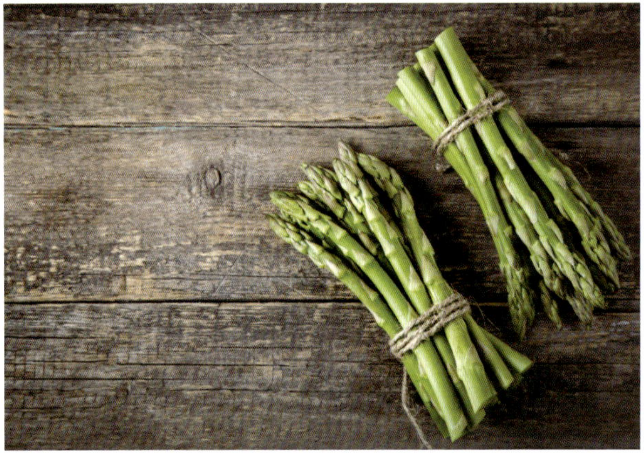

## 아스파라거스

아스파라거스는 채소지만 단백질 함량이 높고, 비타민 A, B, C, E, 무기질, 식이섬유 등이 풍부하다. 특히 아스파라거스의 뾰족한 부분에는 루테인이 풍부해 눈 건강에 효과적이다. 대부분 섭취 시 끓는 물에 살짝 데치거나 올리브유를 팬에 두르고 구워 먹는데, 잘 익혀야 질긴 섬유질 세포가 분해되어 더 많은 영양소를 흡수할 수 있다.

# 9 미간 주름 예방 마사지

1월 2월 3월 4월 5월 6월
7월 8월 9월 10월 11월 12월

미간 주름 예방은 물론, 머리가 맑아지고 두통을 줄여요.

## 트레이닝 방법

① 한 손은 V자로 벌려 눈썹 머리(찬죽)에,
다른 한 손은 손바닥을 펴서 이마에 댄다.

② 눈썹 사이의 손은 양옆으로 천천히 벌려주고,
이마에 있는 손은 위로 올려준다.

③ 이 동작을 3회 반복한다.

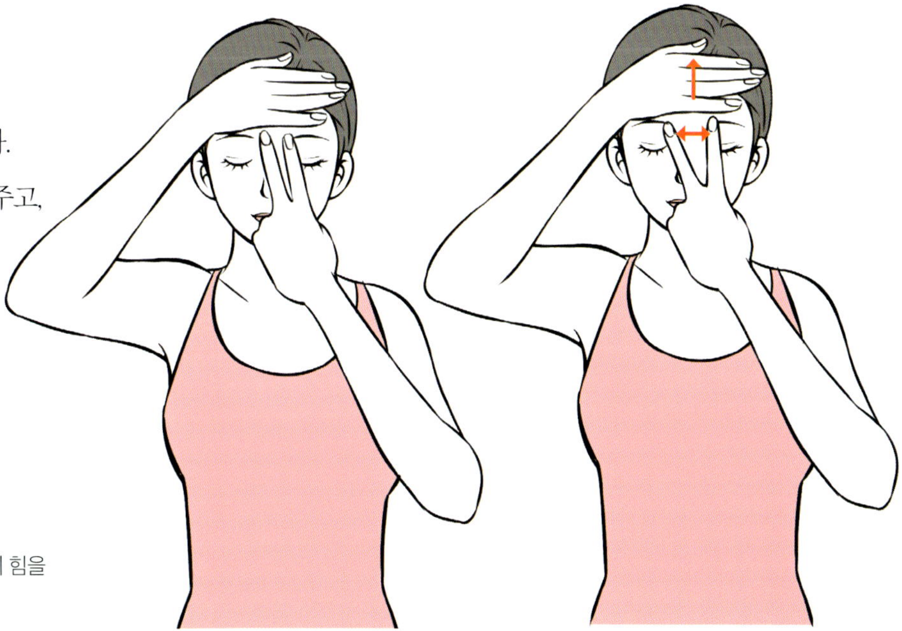

**TIP**

V자를 한 손끝에 살짝 힘주어 3초간 지압한 후, 손끝에 힘을 빼고 부드럽게 벌려주면 효과가 더 좋아요.

## 브로콜리

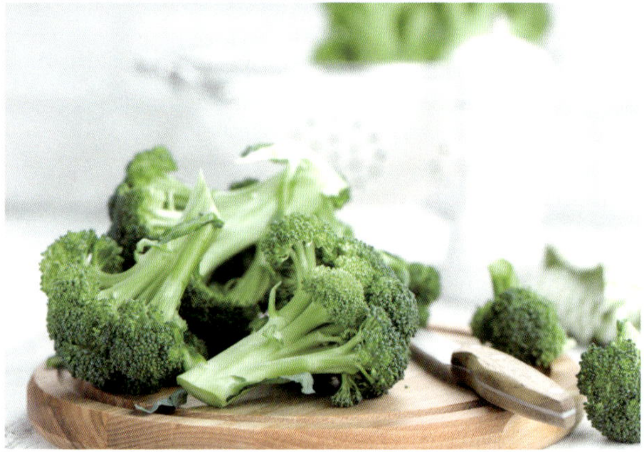

항산화에 필수인 셀레늄 함량이 높고, 위암과 위궤양을 예방하는 설포라판 성분이 풍부하다. 또한 피부미용에 좋은 비타민 C 함유량이 레몬보다 2배가량 높다. 브로콜리는 너무 익히면 비타민 C가 파괴되므로, 끓인 물에 살짝 데쳐서 먹는 것이 좋다.

# 10 콧등과 미간 마사지

미간 주름과 콧등 주름을 개선하는 데 도움을 줘요.

1월 2월 3월 4월 5월 6월
7월 8월 9월 10월 11월 12월

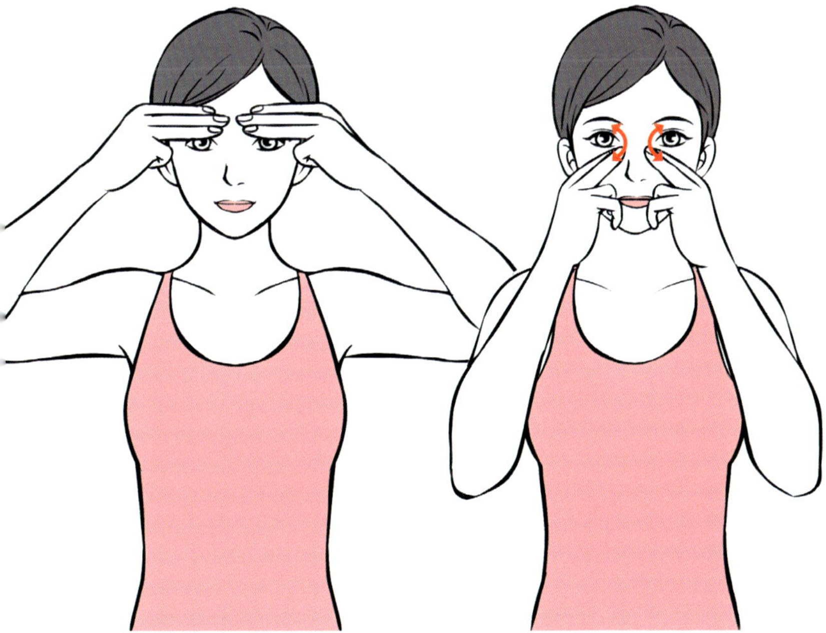

## 트레이닝 방법

① 양 눈썹머리에 양손의 검지, 중지, 약지를 모아 대고 지그시 눌러 5초간 유지한다.

② 검지, 중지로 콧등의 중간까지 지그시 누르며 내려와 5초간 유지한다.

③ 반대로 눈썹머리 쪽으로 지그시 누르며 올라가 5초간 유지한다.

④ 이 동작을 3회 더 반복한다.

TIP

손끝이 아니라 지복(손끝의 도톰한 살)을 사용해 눌러줘요.

## 자두

적색 채소와 과일에 많이 함유되어 있는 안토시아닌은 항암, 항산화, 항염증 등에 효과가 있으며, 폐경기 여성의 골밀도를 향상시킨다. 자두의 클로로겐산은 강력한 항산화 작용으로 활성 산소를 억제, 배출하는 효능이 뛰어나며, 노화 방지를 돕는다.

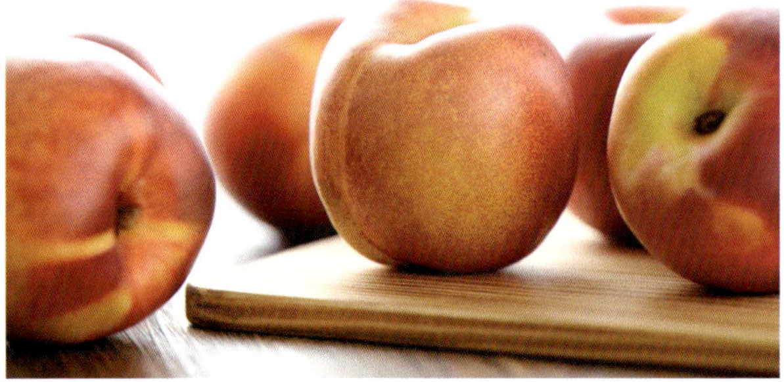

11

# 얼굴 예뻐지는 두피 지압

두피의 혈액순환을 원활하게 하여 탈모 방지를 돕고,
얼굴 혈색이 밝아져요.

1월 2월 3월 4월 5월 6월
7월 8월 9월 10월 11월 12월

## 트레이닝 방법

① 양 손끝을 모아 양 이마 위에 대고 정수리를 향해 꾹꾹 눌러준다.

② 뒷머리와 목덜미까지 양손으로 꾹꾹 누르며 두피를 자극한다.

③ 이 동작을 3회 반복한다.

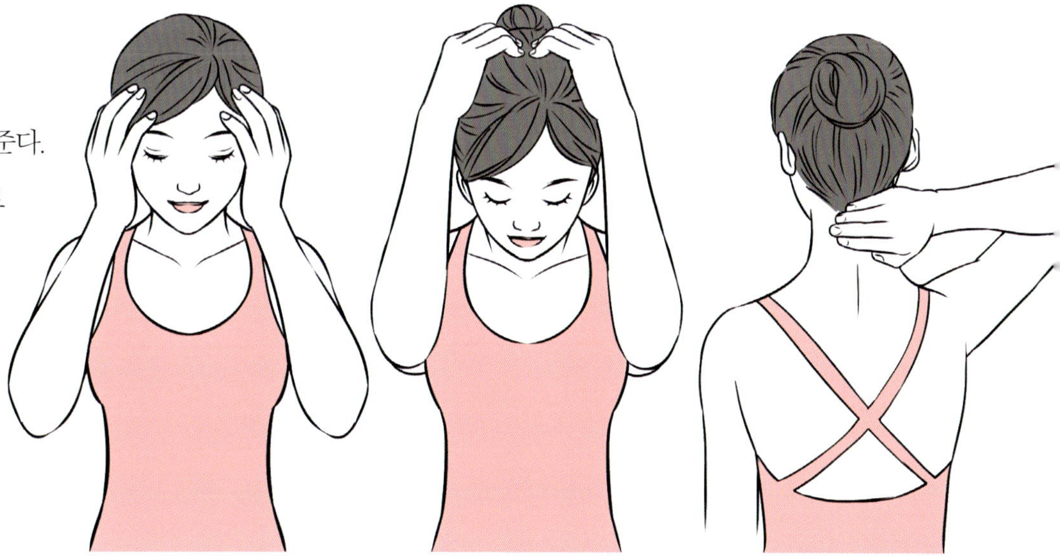

TIP

수시로 하면 더 좋아요.

## 늙은 호박

면역력 향상과 항산화 작용에 탁월한 베타카로틴 성분이 다량 함유되어 있고, 식이섬유, 칼륨, 미네랄, 각종 비타민 등이 풍부해 항암 작용과 성인병 예방은 물론, 피부미용에도 탁월한 효과가 있다. 늙은 호박은 된장국을 끓일 때 넣어 먹거나, 물을 넣고 곱게 갈아 찹쌀가루를 섞어 죽으로 먹어도 좋다.

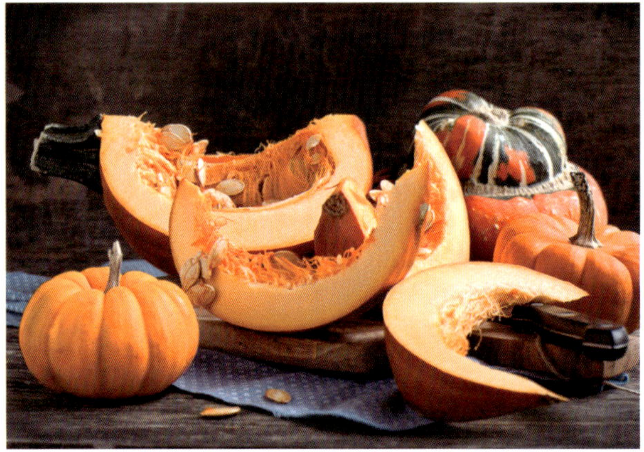

# 12 팔자 주름 펴는 뽀뽀 운동

처진 볼의 탄력이 좋아지고, 팔자 주름을 예방해줘요.

1월 2월 3월 4월 5월 6월
7월 8월 9월 10월 11월 12월

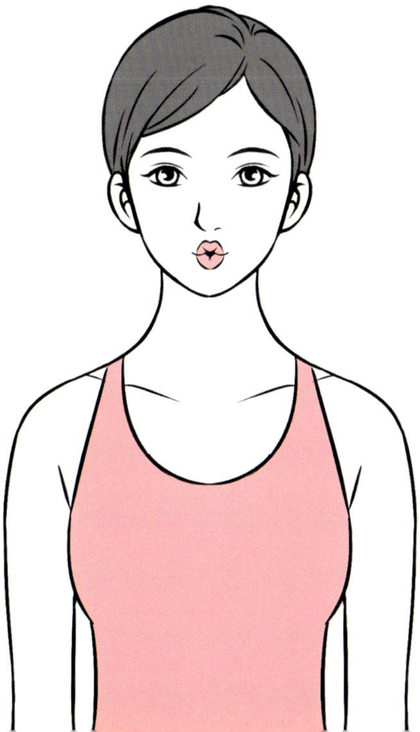

## 트레이닝 방법

① 뽀뽀하듯이 입을 앞으로 모아 내민 후 5초간 유지한다.

② 이 동작을 10회 반복한다.

TIP

입을 움직이는 동작을 최대한 크게 하면 효과가 더 좋아요.

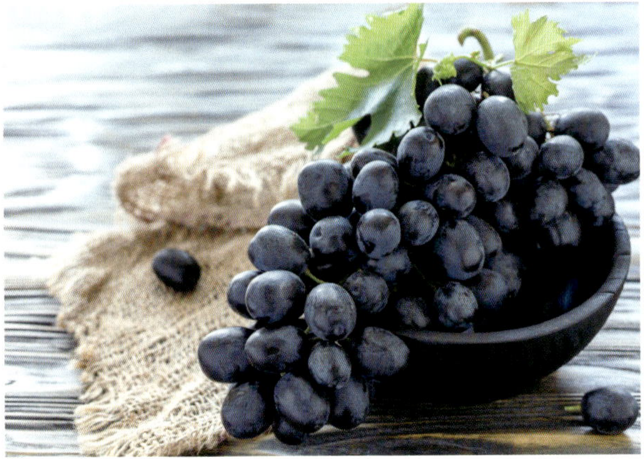

## 포도

주석산, 사과산, 구연산 등의 유기산과 비타민 C가 풍부한 포도는 피로회복, 피부미용, 소화불량 해소에 좋은 효과가 있다. 포도추출물로 만든 화장품은 보습에 좋고, 유기산이 풍부해서 피부를 하얗게 하고 피부 탄력 유지에도 도움을 준다. 포도로 팩을 만들어 사용해도 좋은데, 포도 간 것(1Ts)에 플레인 요구르트(1/2Ts), 현미가루 또는 밀가루(1Ts), 히알루론산(1g)을 섞어 만든다.

# 13 팔자 주름 예방 지압

볼살의 탄력 회복을 도와 팔자 주름을 예방해줘요.

1월 2월 3월 4월 5월 6월
7월 8월 9월 10월 11월 12월

## 트레이닝 방법

① 양 엄지손가락 끝을 귀 앞쪽 얼굴의 옴폭 들어간 부분에 대고 위를 향해 5초간 지그시 눌러준다.

② 볼을 따라 콧방울 방향으로 조금씩 이동하면서 위를 향해 한 부위 당 5초간 지그시 눌러준다.

③ 이 동작을 6회 반복한다.

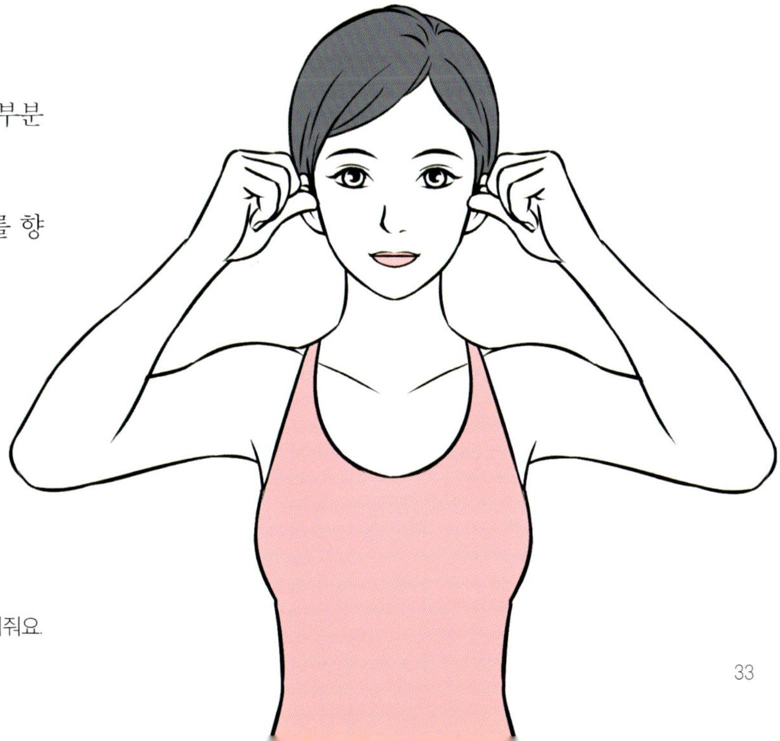

**TIP**

지압할 때 얼굴 안쪽 방향이 아닌, 위를 향해 올려준다는 느낌으로 눌러줘요.

## 가지

보라색을 구성하는 안토시아닌 성분은 노화 방지와 암 예방에 효능이 있고, 혈액 속의 콜레스테롤 양을 줄여준다. 따라서 고지방 음식을 먹을 때 가지를 함께 섭취하면 좋다. 가지는 생으로 먹거나, 전자레인지에 넣어 조리해 먹는 것보다 쪄 먹으면 항산화 성분인 클로로겐산을 최대 19배까지 더 많이 섭취할 수 있다.

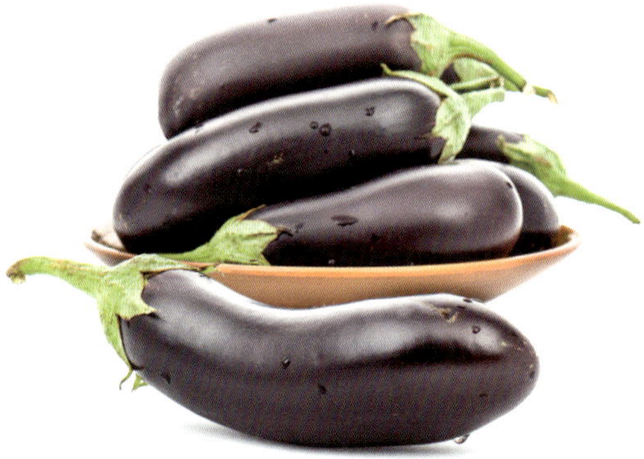

# 14 팔자 주름 펴는 마사지

팔자 주름이 처지는 반대 방향으로 피부를 자극해서
주름을 펴는 데 도움을 줘요.

1월 2월 3월 4월 5월 6월
7월 8월 9월 10월 11월 12월

## 트레이닝 방법

① 양 손바닥을 10초간 비벼서 따뜻하게 만든다.

② 양손의 검지와 중지를 팔자 주름에 대고 손끝 전체를 사용해 천천히 귀 앞까지 쓸어 올린 후 5초간 머문다.

③ 이 동작을 4회 반복한다.

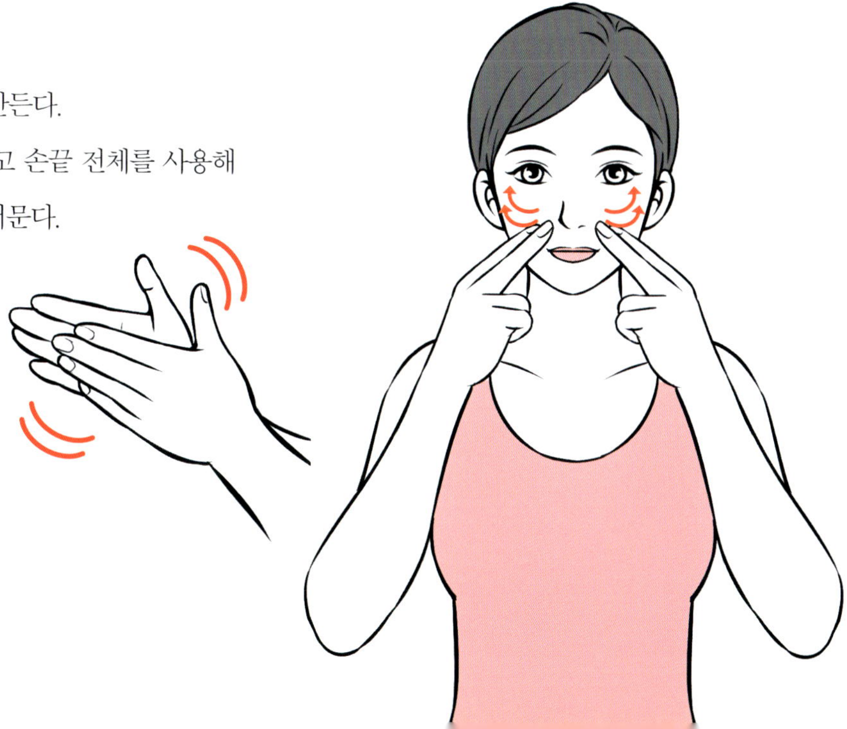

**TIP**

피부를 너무 세게 당겨 얼굴의 다른 부분에 주름이 생기지 않도록 주의해요.

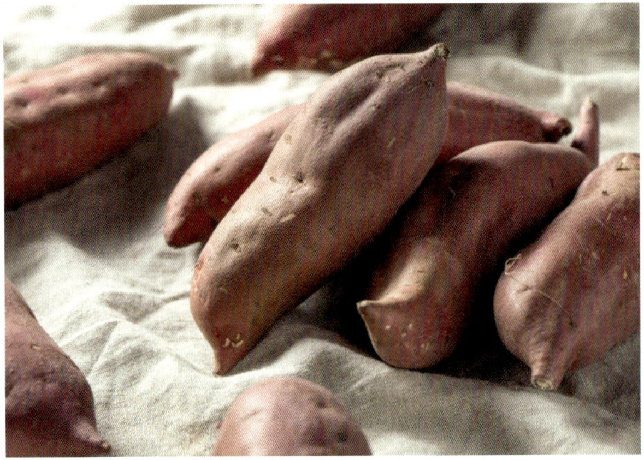

## 고구마

고구마 껍질의 보랏빛 색소에는 항산화 물질인 폴리페놀이 노란 부분보다 훨씬 많이 포함되어 있어, 섭취 시 껍질째 먹는 것이 효과적이다. 폴리페놀 화합물은 주로 수용성이므로 튀기기보다 쪄 먹는 것이 좋다. 고구마는 열량이 높은 편이라 하루 한두 개 정도 먹는 것이 바람직하다.

# 15 볼에 바람 집어넣기

1월 2월 3월 4월 5월 6월
7월 8월 9월 10월 11월 12월

볼 주위 표정근이 부드러워져 팔자 주름과 입술 주위 주름을 예방할 수 있어요.

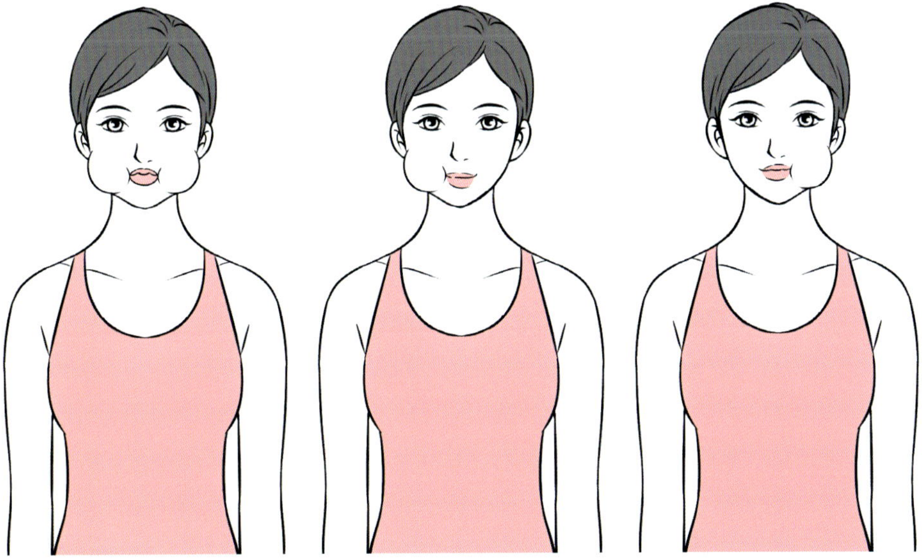

## 트레이닝 방법

① 입술은 붙인 채 입안에 공기를 집어넣고 볼을 불룩하게 만들어 10초간 유지한다.

② 입속의 공기를 왼쪽 볼, 입술 안 위쪽, 입술 안의 아래쪽, 오른쪽 볼로 보내어 각각 5초간 유지한다.

③ 이 동작을 2회 반복한다.

TIP

입속에 공기를 적당히 집어넣어야 왼쪽, 오른쪽으로 공기를 보낼 수 있어요.

## 피칸

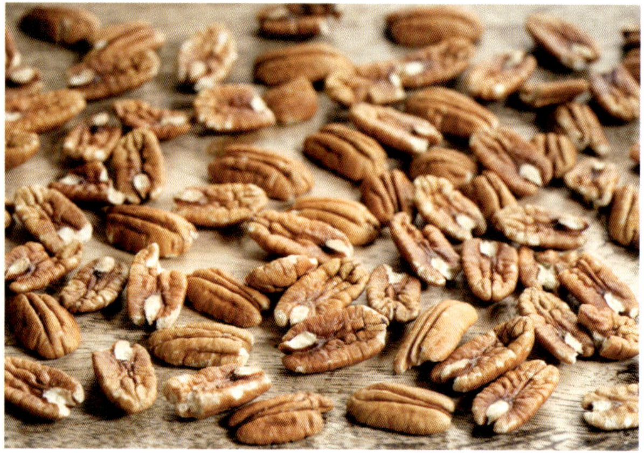

견과류 중 항산화 지수가 가장 높은 식품으로, 항산화 물질은 몸속 활성 산소 발생을 억제하고 제거하는 역할을 한다. 피칸은 몸에 좋은 불포화지방이 90%나 함유되어 있고, 천연 항산화제인 비타민 E가 풍부해서 젊고 건강한 몸을 만드는 데 좋다. 하루 15~20개를 섭취하면 건강에 도움이 된다.

# 16 V라인 만드는 입꼬리 올리기

볼살이 줄어들고, V라인을 만드는 데 도움을 줘요.

1월 2월 3월 4월 5월 6월
7월 8월 9월 10월 11월 12월

## 트레이닝 방법

① 입술은 붙인 채 입꼬리를 최대한 귀 옆까지 끌어 올리고 10초간 유지한다.

② 이 동작을 6회 반복한다.

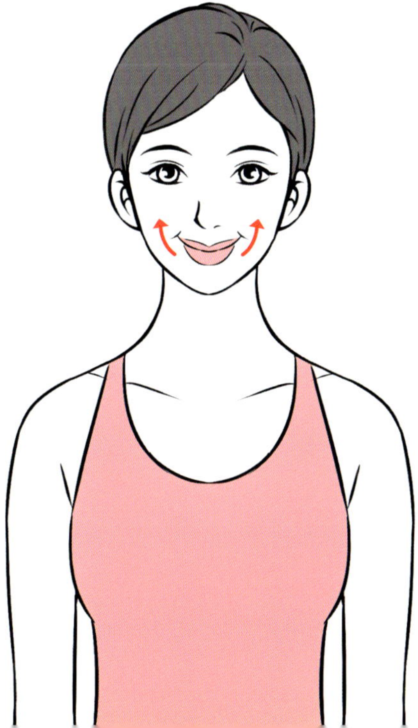

**TIP**

입꼬리를 끌어 올릴 때, 목 옆 근육도 당겨지는 느낌이 나면 더욱 효과적이에요.

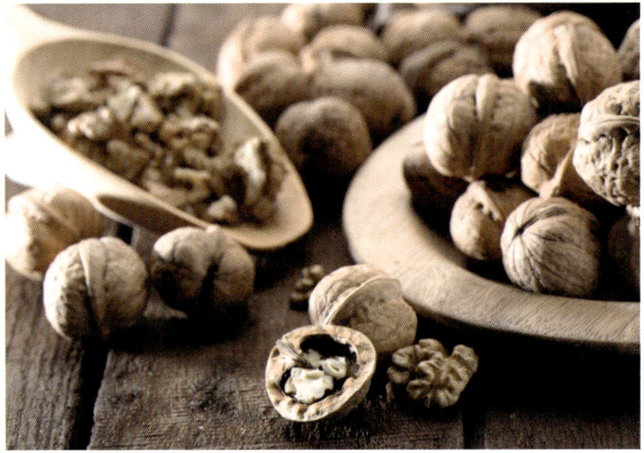

## 호두

호두는 강력한 항산화 효과가 있는 슈퍼푸드 중 하나로, 오메가 3, 미네랄 등이 풍부하게 함유되어 두뇌부터 피부까지 건강한 몸을 만드는 데 좋다. 특히 호두에 풍부한 필수지방산과 비타민 E는 피부 노화를 예방하고 피부 건강에 도움을 준다. 하루 25g 정도 호두를 섭취하면 필수지방산 하루 권장량의 90%를 섭취할 수 있다.

# 17 입가 주름 예방하기

입가 잔주름을 개선하는 효과가 있어요.

1월 2월 3월 4월 5월 6월
7월 8월 9월 10월 11월 12월

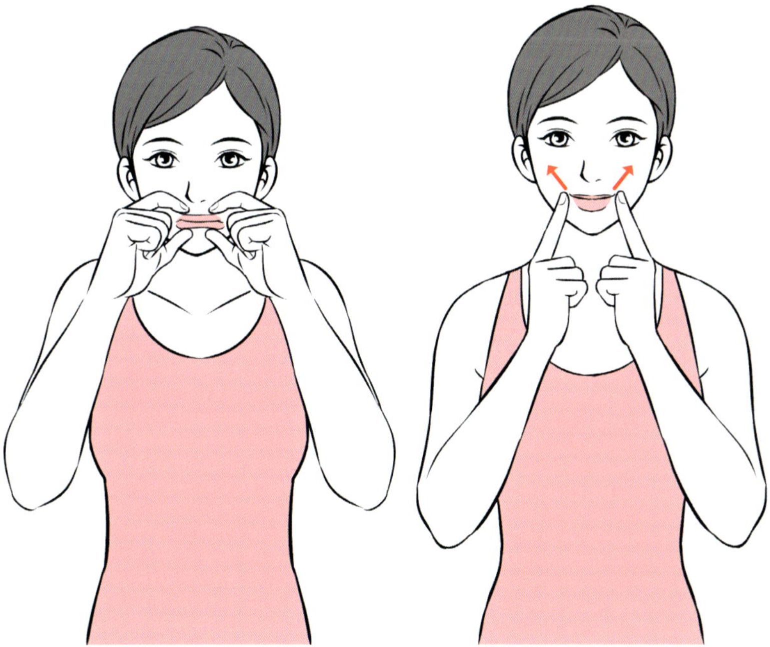

## 트레이닝 방법

① 입술을 앞으로 내밀고 양 엄지와 검지로 입술을 집어 10초간 유지한다.

② 양 검지를 입꼬리에 대고 위로 끌어 올려 5초간 지그시 누른다.

③ 이 동작을 4회 반복한다.

TIP

엄지와 검지로 입술을 꼬집지 말고 단단히 집어주기만 하세요.

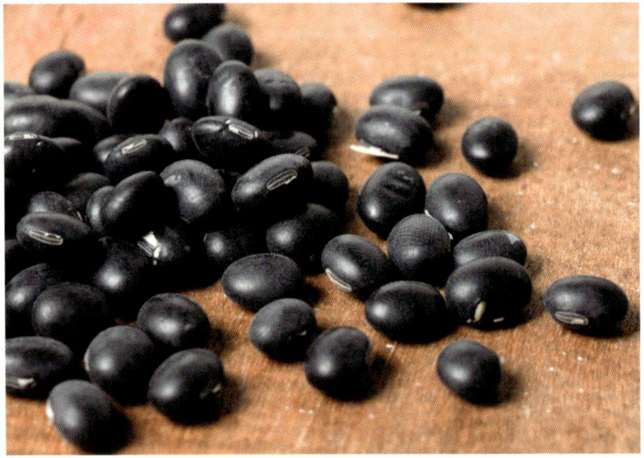

## 검은콩

검은콩은 껍질에 함유된 안토시아닌 덕분에 일반 콩에 비해 노화 방지 효과가 4배나 강하다. 또한 검은콩의 천연 토코페롤(비타민 E) 성분은 피부에 생기를 돌게 하고, 탄력 회복에 도움을 주며, 자외선으로 인한 기미, 주근깨 등이 없어지게 하는 등 피부미용과 노화 방지에 효과적이다. 검은콩은 볶아서 먹으면 항산화 물질과 여성호르몬을 돕는 이소플라본 성분이 더 많아진다.

# 18 어려 보이게 하는 입 주위 지압

입 주위 표정근의 긴장을 풀어주어 어려 보이는
얼굴을 만들어줘요.

1월 2월 3월 4월 5월 6월
7월 8월 9월 10월 11월 12월

## 트레이닝 방법

① 양손의 중지 끝으로 한 손은 인중의 중앙, 다른 한 손은 입술과 턱의 중간을 동시에 지그시 5초간 눌러준다.

② 양손의 중지 끝으로 양쪽 입꼬리 끝에서부터 어금니 물었을 때 힘이 들어가는 부분까지 천천히 포인트를 이동하면서 지그시 누른다.

③ 이 동작을 3회 반복한다.

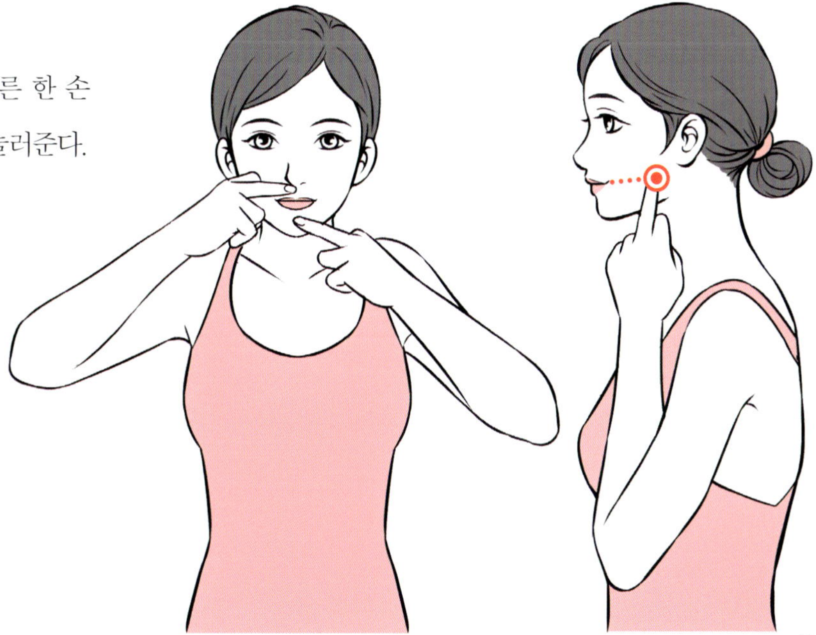

TIP

중지 끝의 힘을 빼고 부드럽게 눌러줘요.

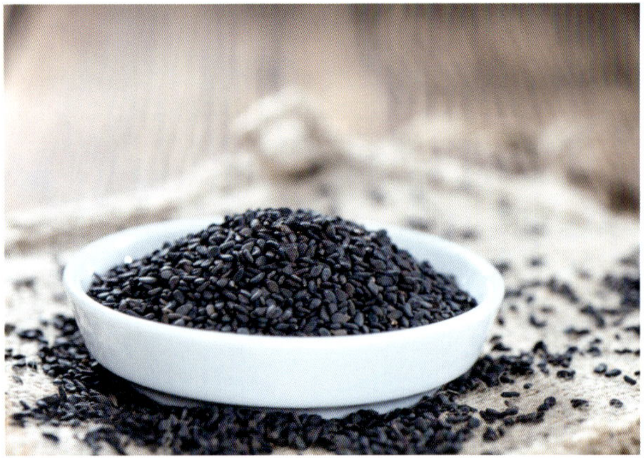

## 검은깨

비타민 E가 풍부한 검은깨는 피부에 천연 토코페롤을 공급해주어 건강하고 촉촉한 피부를 만들어준다. 따라서 피부 노화를 억제할 뿐만 아니라 피부 건조증을 완화시키며, 아토피 피부를 개선하는 효과가 있다. 또한 강력한 항산화 물질로 알려진 M-100이 혈관에 쌓인 유해 활성 산소를 없애 혈관을 탄력 있게 만들어준다. 검은깨는 기름을 두르지 않고 프라이팬에 조금씩 볶아 차갑게 식힌 다음, 곱게 갈아 우유나 두유에 타 먹으면 좋다.

# 19 볼살 줄여주는 마사지

볼살 근육을 자극해 근육에 탄력이 생기면서 볼살을 줄여줘요.

1월 2월 3월 4월 5월 6월
7월 8월 9월 10월 11월 12월

## 트레이닝 방법

① 양손의 엄지와 검지로 입가 볼살을 집어 튕겨준다.

② 조금씩 위쪽으로 올라가면서 볼살을 집어 튕겨준다.

③ 이 동작을 3회 반복한다.

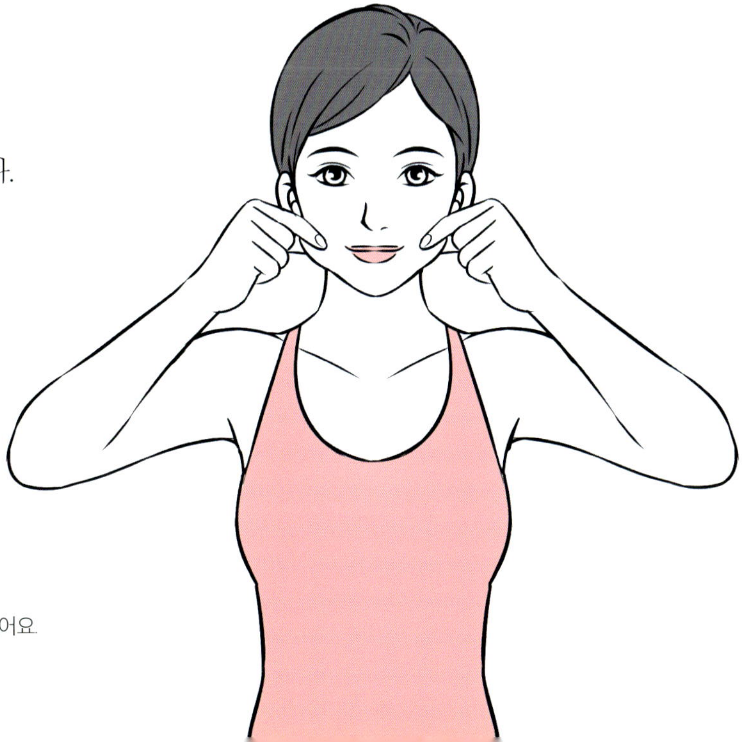

TIP

입을 닫고 미소를 지으면 엄지와 검지로 입가 볼살을 쉽게 집을 수 있어요.

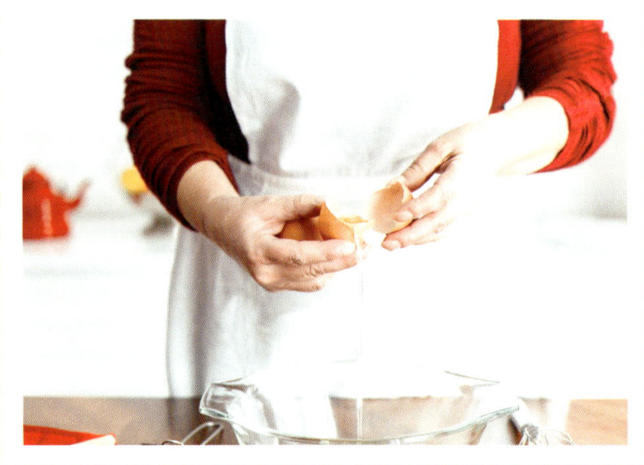

## 달걀흰자

달걀흰자에는 효소 분해물이 함유되어 있어 각질을 제거하고, 피부를 촉촉하게 만들어준다. 또한 모공을 조이고 잔주름이 줄어들게 해 달걀흰자로 팩을 만들어 일주일에 한 번 정도 꾸준히 해주면 좋다. 지성 피부에는 각질 제거에 효과적인 요플레를, 건성 피부에는 보습효과가 있는 꿀을 함께 섞어 사용한다. 팩을 만들 때는 달걀 1개의 흰자, 꿀 1Ts를 섞어 거품기로 휘고 밀도 높은 거품이 생길 때까지 5분간 빠르게 휘핑한다. 거품이 뚝뚝 떨어지지 않을 정도가 되면 얼굴에 골고루 펴 바르고, 15분 후에 미지근한 물로 씻어낸다.

# 20 볼살 처짐 예방하기

볼살 주변의 혈액순환을 도와 볼살이 처지는 것을 예방하고,
볼살을 줄여줘요.

1월 2월 3월 4월 5월 6월
7월 8월 9월 10월 11월 12월

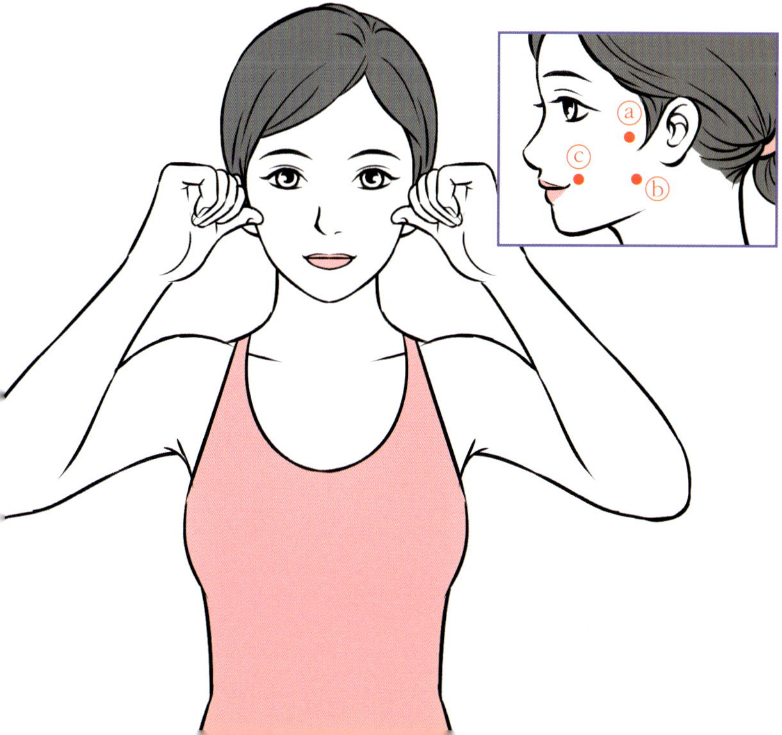


## 트레이닝 방법

① 귀쪽으로 광대뼈 라인을 따라가다 움푹 들어간 부분(ⓐ)을 엄지로 지그시 누르고 10초간 유지한다.

② 어금니를 앙 물었을 때 귀밑 교근 부분(ⓑ)을 엄지로 지그시 누르고 10초간 유지한다.

③ 팔자 주름이 끝나는 입가 부분(ⓒ)을 엄지로 지그시 누르고 10초간 유지한다.

**TIP**

손과 엄지손가락은 힘을 빼고 지그시 누르되, 이때 호흡은
천천히 내쉬면서 누른 상태로 10초간 유지하세요.

## 사과

사과에 들어 있는 헤모글로빈은 혈액순환을 원활하게 해 안색을 좋게 만든다. 또 사과에는 비타민 A와 C가 풍부해 피부미용에 좋으며, 폴리페놀 성분이 많아 피부 미백과 노화 방지에도 효과가 있다. 특히 사과껍질에는 폴리페놀 성분이 풍부하므로 껍질째 먹는 것이 좋다.

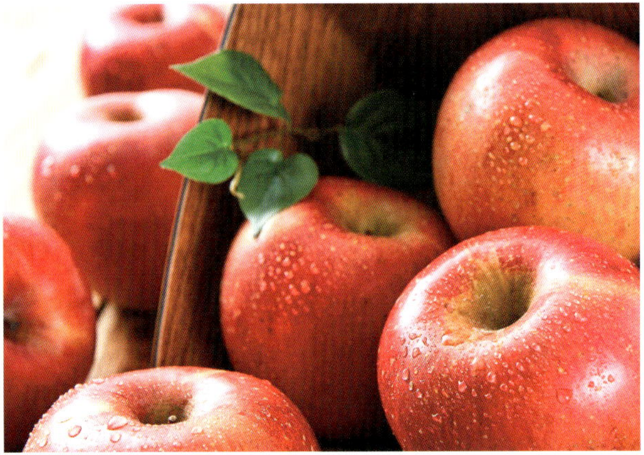

# 21 볼살 줄이기

얼굴 표정근을 부드럽게 하고 자극해서 볼살을 줄여줘요.

1월 2월 3월 4월 5월 6월
7월 8월 9월 10월 11월 12월

## 트레이닝 방법

① 입을 다문 채 최대한 크게 미소를 지어 10초간 유지한다.

② 입술을 모아서 오므리고 10초 유지한다.

③ 이 동작을 3회 반복한다.

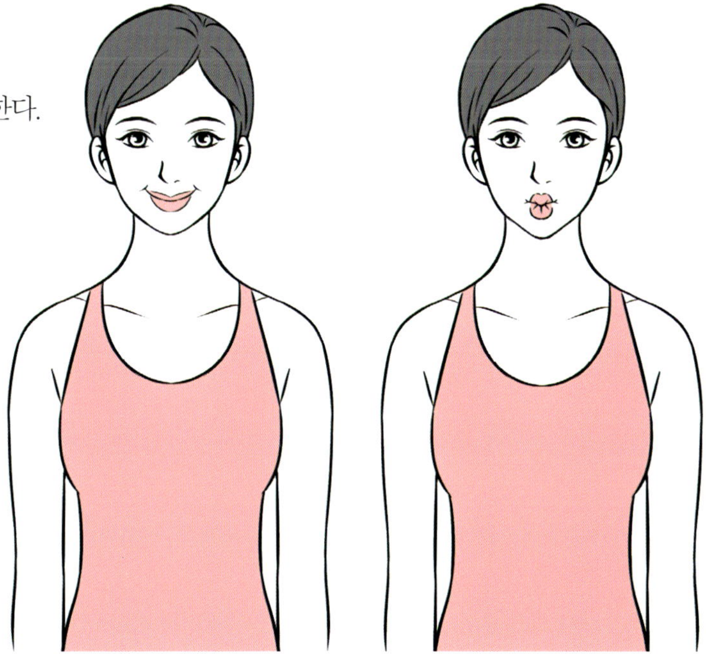

**TIP**

입 동작을 크게 하면 할수록 효과가 좋아요.

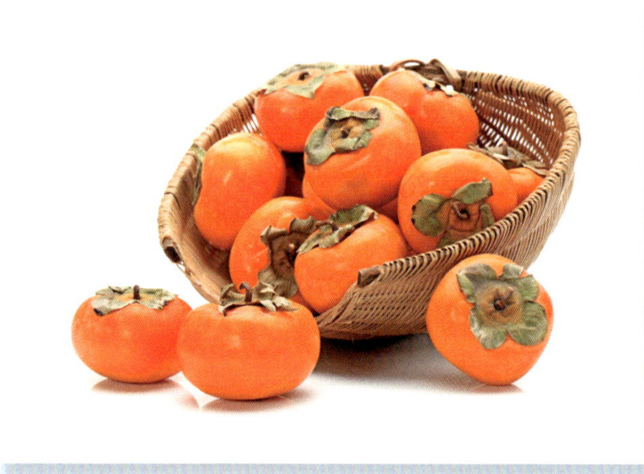

## 감

감은 비타민 A, B1, B2가 풍부하고, 특히 비타민 C의 함유량이 사과의 8~10배 정도로 높아 종합 비타민제라 불린다. 그래서 감을 많이 먹으면 감기 예방과 호흡기 계통의 면역력을 높여, 피로를 줄이고 노화 방지에 도움을 준다. 홍시는 피로 회복과 기미에 좋고, 단감에 비해 비타민 C가 약 2배 더 많다. 곶감은 홍시나 단감보다 영양이 3~4배 정도 높고, 면역력을 높이는 비타민 A가 풍부하다.

# 22 '아-에-이-오-우' 천천히 따라 하기

1월 2월 3월 4월 5월 6월
7월 8월 9월 10월 11월 12월

입 주변의 긴장을 풀고, 근육의 탄력을 높여요.

## 트레이닝 방법

① 바른 자세로 앉아 어깨 힘을 뺀다.

② 입을 최대한 크게 벌리고 천천히 '아-에-이-오-우'를 각 5초씩 유지한 다음 힘을 푼다.

③ 이 동작을 2회 반복한다.

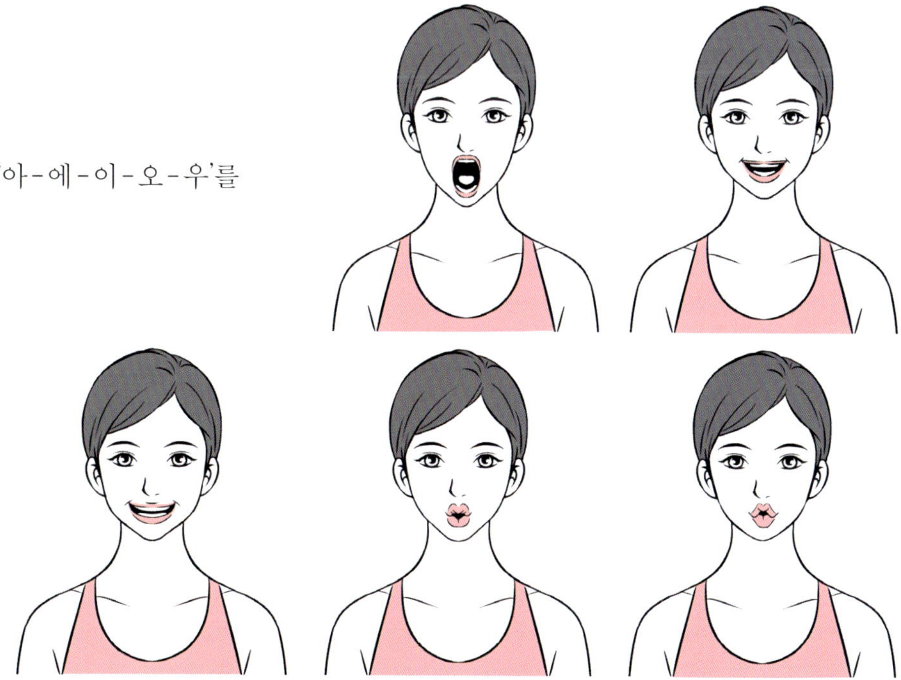

**TIP**

소리는 내지 않아도 좋고, 입 동작만 최대한 크게 해줘요.

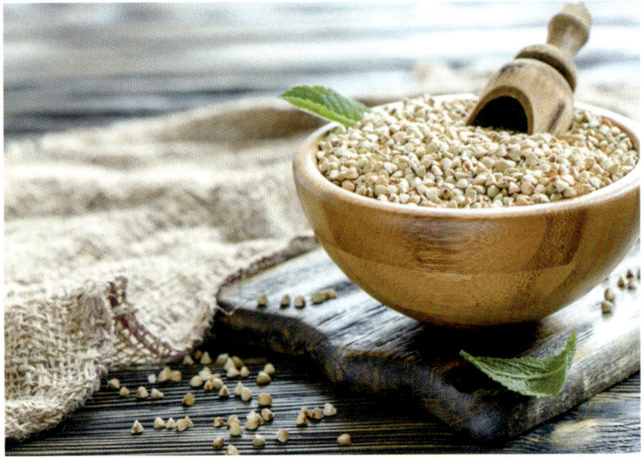

## 메밀

메밀 속에는 폴리페놀의 일종인 루틴이 풍부해 항산화에 효능이 있다. 또한 자외선에 의한 유해활성 산소를 없애고 혈관벽을 튼튼하게 하며, 비타민 C의 흡수를 높여준다. 시스틴 성분이 피부 탄력을 높여주고 부드러워지게 하는 효과도 있다. 그래서 메밀을 삶은 물로 세안하면 모공이 줄어들고 피부가 부드러워진다.

# 23 얼굴 부기 빼는 마사지

림프관을 누르고 있는 흉쇄유돌근의 긴장을 풀어주어 림프순환이 원활해지면서 얼굴 부기가 빠져요.

1월 2월 3월 4월 5월 6월
7월 8월 9월 10월 11월 12월

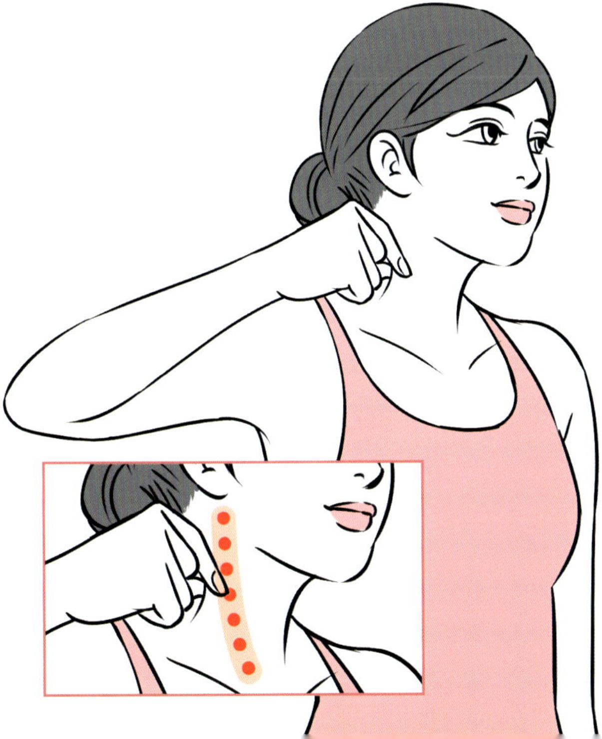

## 트레이닝 방법

① 목을 한쪽으로 돌린 상태에서 목 앞쪽에 튀어나온 근육을 살짝 쥐고 꼬집듯 잡아 쥐었다 폈다 해준다.

② 천천히 아래에서 귀밑까지 근육을 쥐었다 폈다 꼬집어준다.

③ 이 동작을 3회 반복한다.

**TIP**

피부만 집어 올려 꼬집지 말고 손에 잡히는 근육 전체를 꼬집어주세요.

## 꿀

꿀은 천연보습제로 피부를 촉촉하게 해주며, 천연 항균제로 민감성(여드름) 피부에 좋다. 또한 소염 효과가 있어 피부가 붉어지고 염증이 생기는 것을 막아준다. 꿀에 들어 있는 풍부한 항산화 성분은 피부 노화를 줄여주며, 살아 있는 효소는 모공을 청소하고 피부를 맑게 하는 효과가 있다.

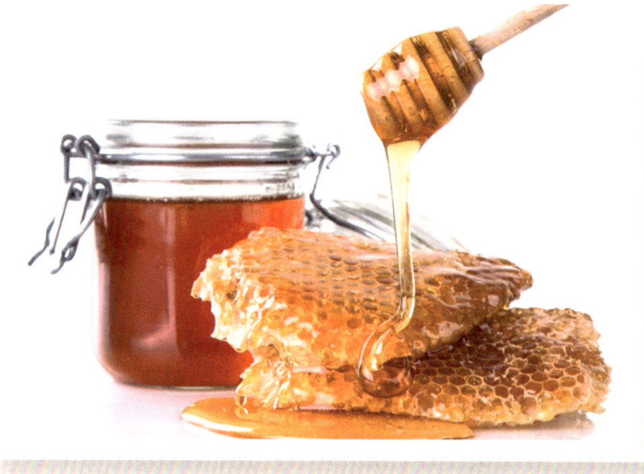

# 24 목 돌리기

목과 어깨의 긴장을 풀어 혈액순환을 원활하게 해주고,
얼굴 부기를 빼는 데 효과적이에요.

1월 2월 3월 4월 5월 6월
7월 8월 9월 10월 11월 12월

## 트레이닝 방법

① 고개를 최대한 크게 원을 그리면서 시계 방향으로 천천히 10초간 돌려준다.

② 반대 방향으로도 천천히 10초간 돌려준다.

③ 이 동작을 3회 반복한다.

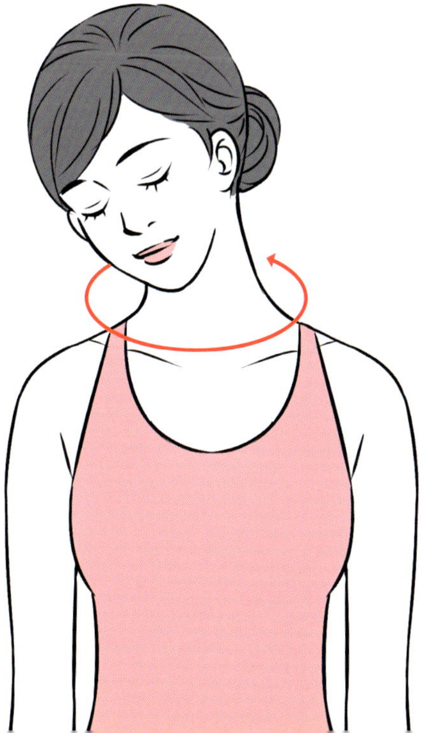

**TIP**

목에서 뚝뚝 소리가 날 정도로 아주 큰 원을 천천히 그리는 것이 중요해요.

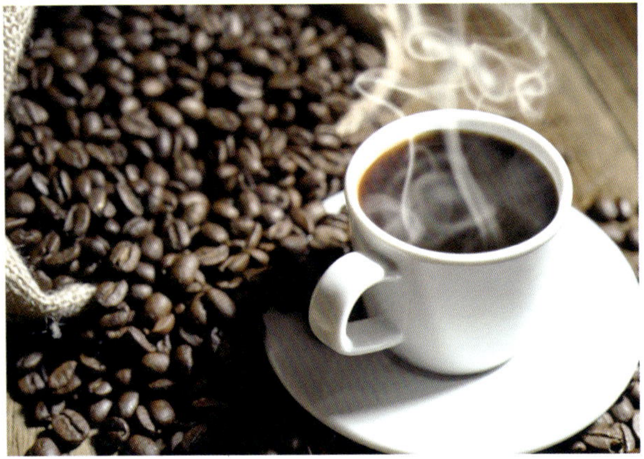

## 커피

커피에는 항산화 성분이 있어 피부 노화를 예방하고, 콜레스테롤을 억제하는 폴리페놀이 와인이나 홍차보다 최대 9배 이상 함유되어 있다. 커피를 하루에 한 잔 마시는 사람은 그렇지 않은 사람보다 심장 질환, 암, 뇌졸중 등에 의해 사망할 가능성이 12% 줄어든다고 한다. 그리고 체지방 축적 억제 효과로 체중 조절에도 도움이 된다.

25

# 혈액순환을 돕는 뒷머리 지압

1월 2월 3월 4월 5월 6월
7월 8월 9월 10월 11월 12월

뒷머리와 목덜미의 피로를 풀어주고, 머리가 맑아지며 안색이 밝아져요.

## 트레이닝 방법

① 손바닥이 머리를 감싸 쥐듯 편 다음 양손의 엄지를 풍지혈에 대고 지그시 10초간 눌러 올린다.

② 엄지를 조금씩 바깥쪽으로 이동하면서 꾹꾹 눌러 올리고 10초간 유지한다.

③ 이 동작을 3회 반복한다.

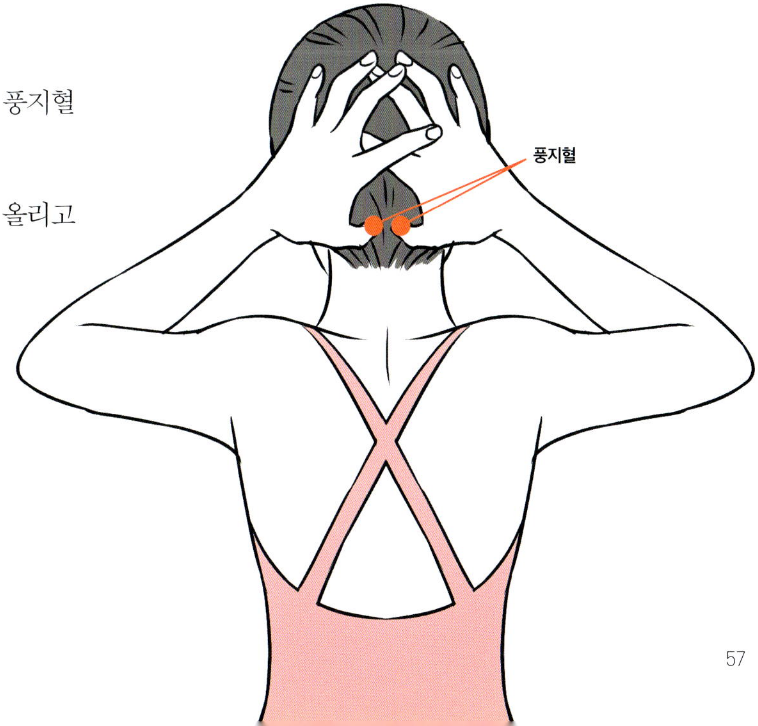


TIP

양손의 엄지를 반대편 눈 쪽을 향해서 눌러 올리는 것이 중요해요.

## 아로니아

베리류 열매 중 안토시아닌이 가장 많이 함유된 식품이다. 안토시아닌은 활성 산소를 제거하고 체내 축적을 방지하며 신체 면역력을 강화하는 효능이 있다. 또한 아로니아를 섭취하면 자외선으로 인한 피부 노화, 피부 미백과 주름 예방에 도움이 된다.

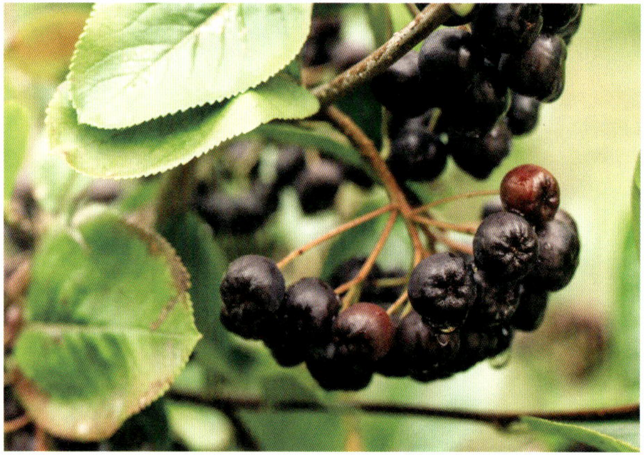

# 26 고개 뒤로 젖히기

나잇살인 턱살과 목 주름 예방에 좋아요.

1월 2월 3월 4월 5월 6월
7월 8월 9월 10월 11월 12월

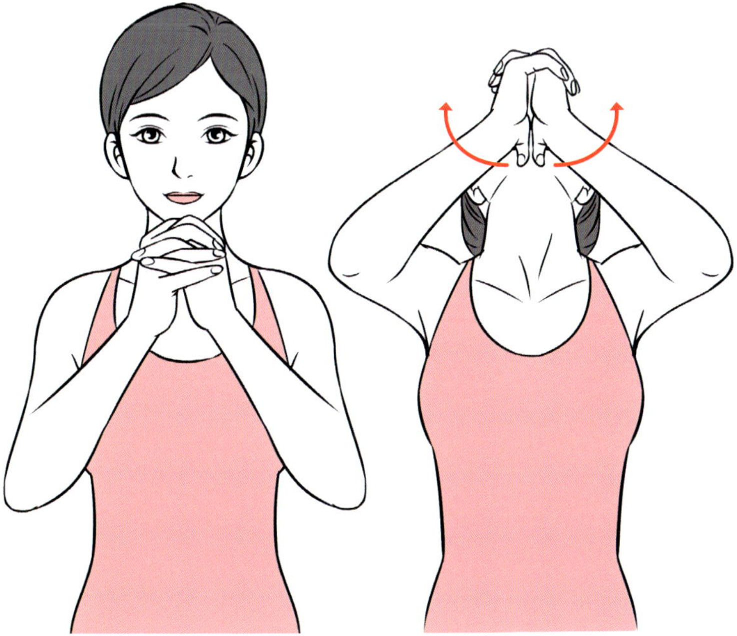

## 트레이닝 방법

① 양손을 깍지 낀 후 엄지를 턱밑에 댄 다음, 엄지를 쭉 밀어 올려 10초간 유지한다.

② 그 상태 그대로 고개를 오른쪽, 왼쪽으로 최대한 돌려 10초씩 유지한다.

③ 이 동작을 2회 반복한다.

TIP

고개가 위를 향할 때 시선은 천장을 바라본다.

## 흑마늘

흑마늘의 유황화합물은 피부에 탄력을 주고 보습과 윤기를 더해준다. 또한 흑마늘은 생마늘보다 피로회복, 면역력 증진에 좋은 플라보노이드 성분이 1.56배, 폴리페놀 성분이 4배가 높다. 하루 3~4알씩 꾸준히 복용하면 좋다.

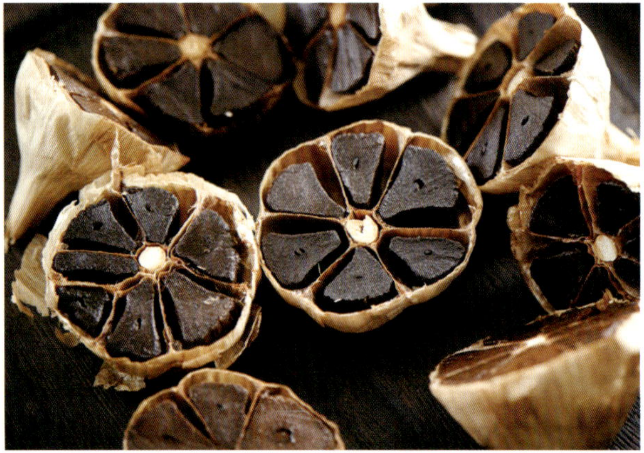

## 27 목주름 예방하기

1월 2월 3월 4월 5월 6월 7월 8월 9월 10월 11월 12월

터과 목의 주름을 예방해주며, 목 근육을 강화시켜줘요.

### 트레이닝 방법

① 어금니를 꽉 깨문 후, 입꼬리를 아래쪽으로 살짝 당겨 10초간 유지한다.

② 어금니와 입꼬리에 들어간 힘을 풀어준다.

③ 이 동작을 6회 반복한다.

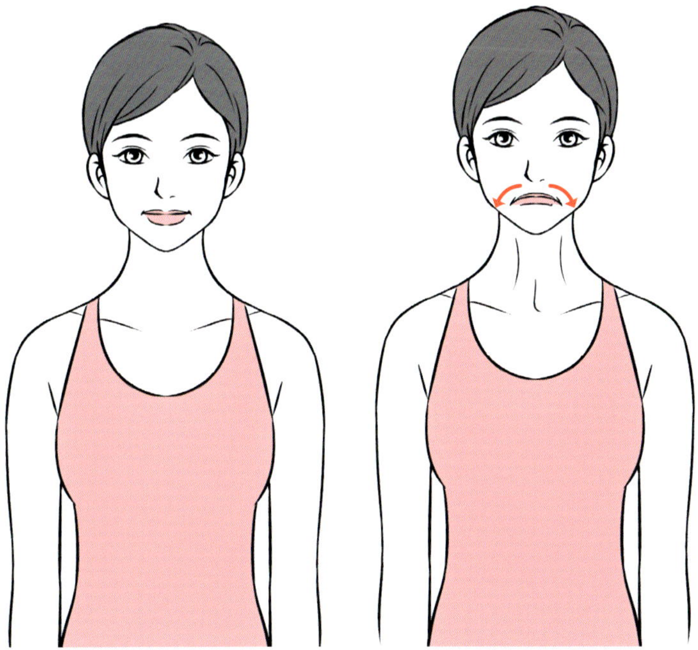

**TIP**

입꼬리를 아래쪽으로 살짝 당겼을 때 목의 옆과 앞쪽 근육에 저절로 힘이 들어가면 제대로 된 동작이에요!

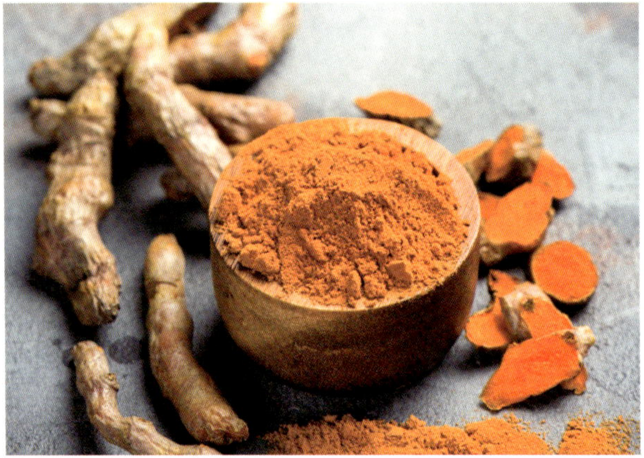

## 강황

강황의 주성분인 커큐민은 항산화, 항균, 항암, 소염, 해독, 면역력 강화, 체중 감소 등의 다양한 효능이 있어 골든 슈퍼푸드라 불린다. 강황 분말을 꿀에 개어 반죽하고 새알처럼 굴려 포도알 크기 정도의 환으로 만든다. 이 꿀강환을 지퍼 팩에 담아 냉동 보관하고 하루 2~3알씩 복용하면 좋다.

# 28 겨드랑이 주무르기

상체 림프순환이 원활해져 안색이 밝아지고 표정근이 부드러워져요.

1월 2월 3월 4월 5월 6월
7월 8월 9월 10월 11월 12월

## 트레이닝 방법

① 왼팔을 머리 뒤에 얹고 오른손으로 왼쪽 겨드랑이를 10초간 주물러준다.

② 반대쪽도 마찬가지로 10초간 주물러준다.

③ 이 동작을 3회 반복한다.

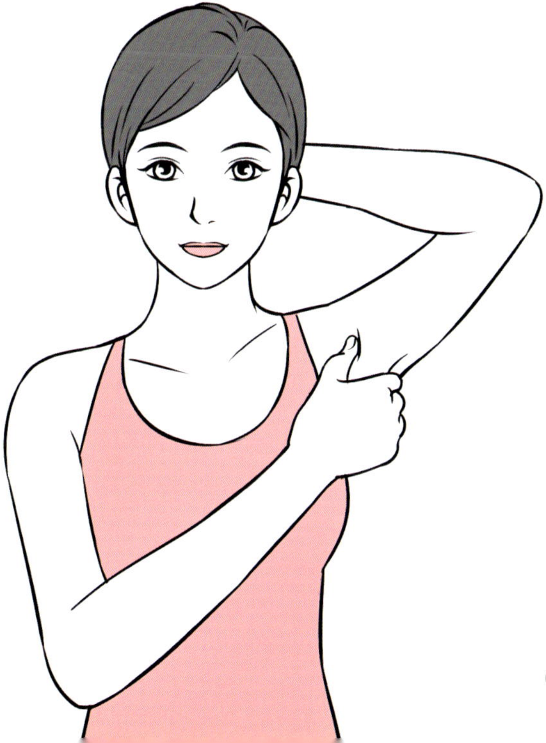

**TIP**

손바닥 전체로 쥐었다 놨다 하면서 자극을 줘요.

## 토마토

토마토의 붉은색 색소인 라이코펜은 항산화 성분이 풍부해서 피부 노화를 방지하고, 수분, 비타민 C, 유기산이 풍부해 피부 미백에 도움을 준다. 또한 토마토의 식이섬유는 변비 해결에 효과적이어서 변비로 인해 칙칙해진 피부톤을 맑게 해준다. 토마토를 매일 먹으면 피부 속 프로콜라겐을 크게 증가시켜 피부 노화를 방지할 수 있다.

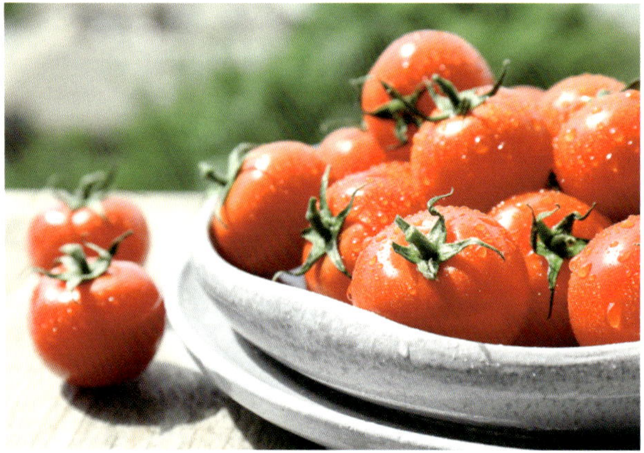

# 29 어깨 으쓱으쓱 운동

목덜미와 어깨 근육의 긴장을 풀어주고, 얼굴의 혈액순환이 좋아져 얼굴 부기를 빼는 데 효과적이에요.

1월 2월 3월 4월 5월 6월
7월 8월 9월 10월 11월 12월

## 트레이닝 방법

① 차려 자세에서 양쪽 어깨를 최대한 위로 끌어 올려 10초간 유지한다.

② 어깨를 앞에서 뒤로 천천히 크게 10초간 돌린 다음, 반대 방향으로 10초간 돌린다.

③ 이 동작을 2회 반복한다.

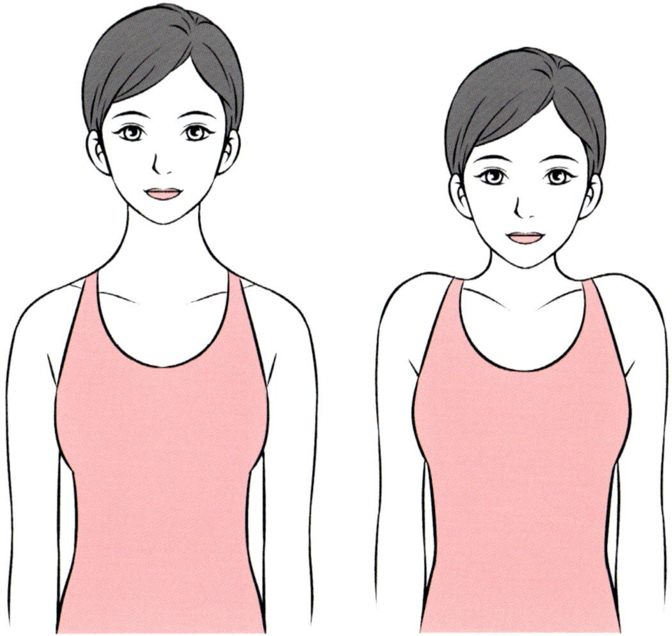

**TIP**

최대한 동작을 크게 하는 것이 좋아요.

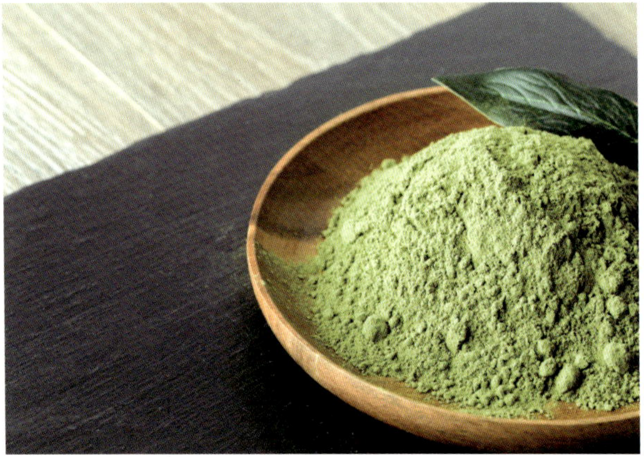

## 녹차

녹차의 카테킨, 비타민 C, E 성분은 피부 노화를 방지하고, 노폐물을 배출시켜 혈액을 맑게 해준다. 또한 피부염이나 여드름을 진정시키는 효과가 있어 녹차 스크럽, 녹찻물 세안을 하면 깨끗한 피부를 유지할 수 있다. 녹차 스크럽은 클렌징 폼에 녹차 가루를 한 움큼 덜고 섞어 만든다. 손에서 충분히 거품을 내 사용하면 모공에 낀 노폐물과 남아 있는 메이크업을 쉽게 제거할 수 있다.

# 30 손 뒤로 깍지 껴 쭉 펴기

굳었던 어깨 앞쪽이 풀어지고 가슴 근육이 스트레칭되어 혈액순환에 도움을 줘요.

1월 2월 3월 4월 5월 6월
7월 8월 9월 10월 11월 12월

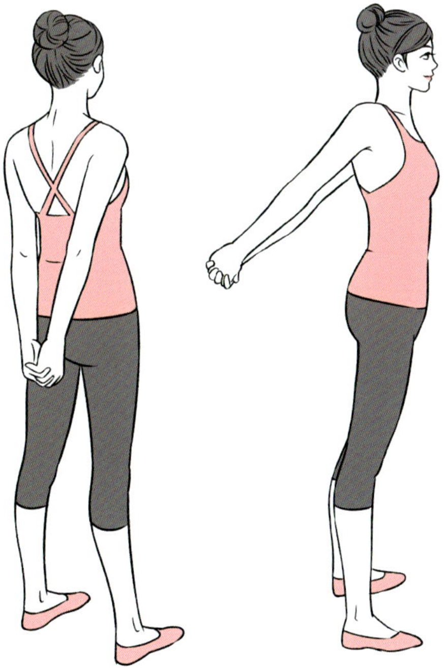

## 트레이닝 방법

① 양손을 엉덩이 뒤로 뻗은 후 깍지를 낀다.

② 가슴을 열고 깍지 낀 손의 팔꿈치를 쭉 펴서 뒤로 최대한 올려 10초간 유지한 다음 팔을 푼다.

③ 이 동작을 6회 반복한다.

TIP

①에서는 숨을 들이마시고, ②에서는 천천히 숨을 내쉬어요.

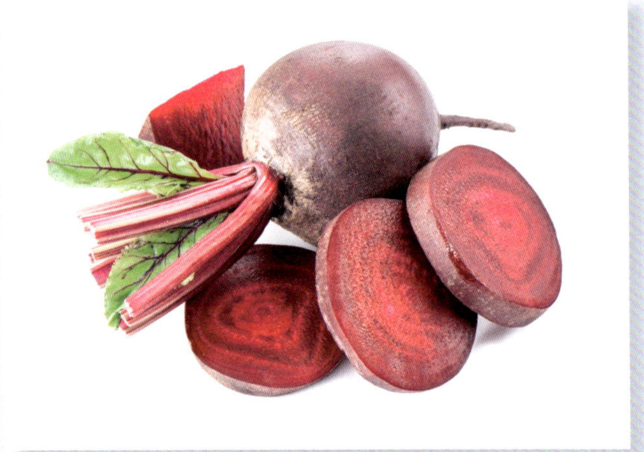

## 비트

젊음의 묘약이라 불리는 비트는 항산화 성분이 토마토의 8배나 함유되어 있고, 산화 작용을 막는 파이토케미컬의 함유량이 높아 노화 방지, 동안 피부를 만드는 데 효과적이다. 또한 혈액을 맑게 해주고, 콜레스테롤이 체내에 쌓이는 것을 방지해주며, 식이섬유가 풍부해 장 운동을 촉진시켜준다.

# 31 앉아서 팔다리 털기

혈액순환을 도와 몸이 따뜻해지며, 얼굴 근육의 긴장을 풀어주어 혈색이 좋아져요.

1월 2월 3월 4월 5월 6월
7월 8월 9월 10월 11월 12월

## 트레이닝 방법

① 의자에 앉아 팔다리를 앞으로 쭉 편 다음, 손과 발을 10초간 빠르게 털어준다.

② 5초 쉬었다가 다시 ①을 실행한다.

③ 이 동작을 4회 반복한다.

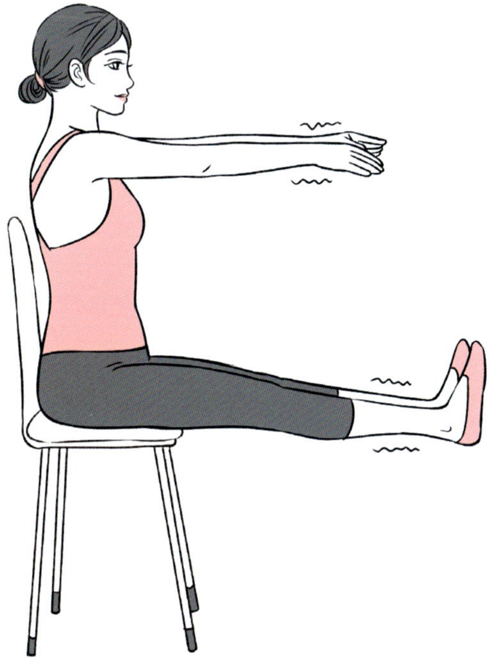

**TIP**

손과 발을 가능한 빠르게 털어주세요.

## 당근

당근에 풍부한 베타카로틴은 몸속 활성 산소를 제거하고, 피부 노화 방지에 도움을 준다. 또한 항산화 성분의 소염 효능으로 피부 트러블을 완화시킨다. 당근에 물을 붓고 갈아낸 당근주스를 매일 꾸준히 마시면, 시력 강화에 도움이 되고 장 운동도 촉진되어 변비 예방에 좋다.

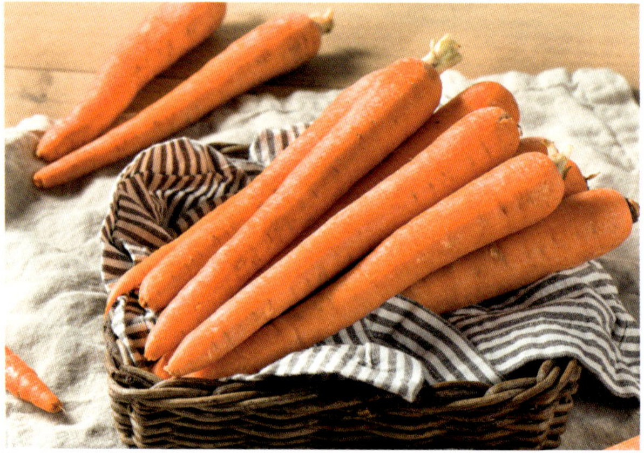

## 마치며

동안을 만드는 비결은 매일 꾸준히 얼굴에서부터 팔, 다리까지 전신 운동을 반복하는 방법이 최고입니다. 스스로 느끼지 못하는 사이에 얼굴은 매일 주름이 짙어지고, 근육은 늘어지고 있지요. 《기적의 1분 동안 만들기 날력》에 소개한 대로 꾸준히 운동을 따라 하다 보면, 나이보다 젊어 보인다는 칭찬을 많이 듣게 되실 거예요. 얼굴이 젊어진다는 것은 혈액순환이 좋아진다는 의미이니, 몸이 건강해진다는 뜻과도 같습니다.

매일 꾸준히 반복하는 것이 가장 중요하다는 것, 잊지 마세요!

광화문 진료실에서

정이안 원장